基层官兵
自我健康管理指南

主　编

曾　强　李浴峰

人民卫生出版社

图书在版编目（CIP）数据

基层官兵自我健康管理指南/曾强，李浴峰主编
.—北京：人民卫生出版社，2020
ISBN 978-7-117-29823-0

Ⅰ.①基⋯　Ⅱ.①曾⋯　②李⋯　Ⅲ.①军队卫生－个人卫生－指南　Ⅳ.①R821.69-62

中国版本图书馆 CIP 数据核字（2020）第 030653 号

| 人卫智网 | www.ipmph.com | 医学教育、学术、考试、健康，购书智慧智能综合服务平台 |
| 人卫官网 | www.pmph.com | 人卫官方资讯发布平台 |

版权所有，侵权必究！

基层官兵自我健康管理指南

主　　编：曾　强　李浴峰
出版发行：人民卫生出版社（中继线 010-59780011）
地　　址：北京市朝阳区潘家园南里 19 号
邮　　编：100021
E - mail：pmph @ pmph.com
购书热线：010-59787592　010-59787584　010-65264830
印　　刷：北京盛通印刷股份有限公司
经　　销：新华书店
开　　本：710×1000　1/16　印张：20
字　　数：306 千字
版　　次：2020 年 4 月第 1 版　2020 年 12 月第 1 版第 3 次印刷
标准书号：ISBN 978-7-117-29823-0
定　　价：85.00 元

打击盗版举报电话：010-59787491　E-mail：WQ @ pmph.com
质量问题联系电话：010-59787234　E-mail：zhiliang @ pmph.com

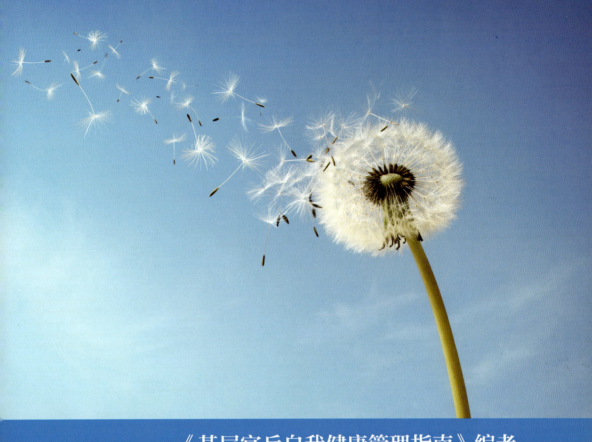

《基层官兵自我健康管理指南》编者

主　审：白书忠

主　编：曾　强　李浴峰

副主编：白　玉　曹春霞　武　强

编　者：（按姓氏笔画排序）

　　　　王　征　王永彬　王维民　仲　博

　　　　刘华磊　许顺雄　李　巍　张建武

　　　　陈伏生　陈济安　武镇龙　荣红辉

　　　　胡新光　高　萍　郭宏霞　谢长俊

绘　图：曾小萌　李　贺

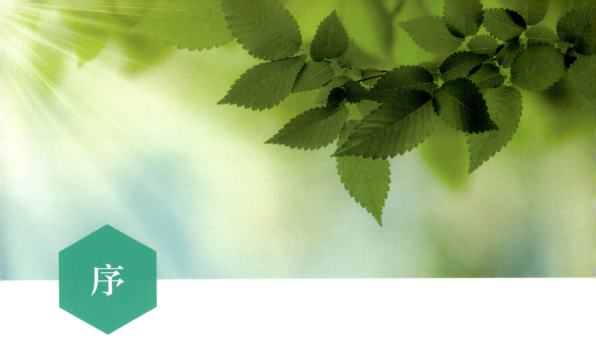

序

  人民健康是民族富强和国家昌盛的重要标志,预防是最经济、最有效的健康策略。2016年党中央、国务院确定了健康中国战略,2019年国务院又启动了健康中国行动。随后发布的《实施健康中国行动意见》指出"每个人是自己健康的第一责任人,对家庭和社会都负有健康责任。普及健康知识,提高全民健康素养水平,是提高全民健康水平最根本最经济最有效的措施之一"。一系列政策文件的出台,无疑将个人健康素养、自我健康管理能力的重要性提升到前所未有的高度。

  健康中国建设及推进行动,军队应走在全社会的前列。在强军、兴军的时代背景下,"保健康就是保战斗力"已成为全军官兵的共识。每名军人的健康素养、自我健康管理能力是部队战斗力的前提保障。基层官兵更应对国家、对部队、对家庭、对自己负责,在维护健康中做表率。

  然而,军人的健康素养、自我健康管理能力怎么才能提高呢?生活在信息社会的我们,每天虽说有海量的网络健康信息,但针对军人特殊环境和职业的却较少。为此,全军健康管理专业委员会和中国健康促进基金会组织全军健康管理专家编写的《基层官兵自我健康管理指南》,旨在普及健康知

序

识,强化官兵自我健康管理意识,掌握维护健康相关技能,提高官兵健康素养水平与自我健康管理能力。希望大家利用好这本指南,将健康知识、技能融入日常的生活、训练及执行任务中,真正做到"健康在自己手中"!

2019年12月30日

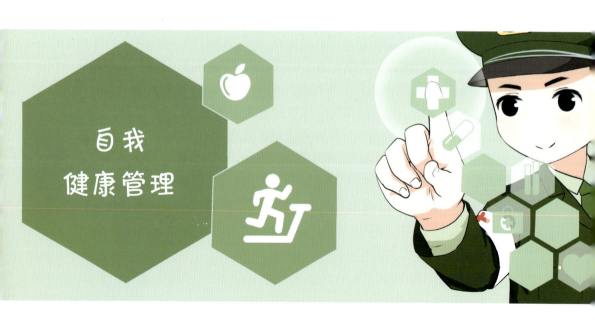

目录

01 生命与健康

生命的特征 / 3
了解生命历程 / 5
端正生命态度 / 11
定位健康价值 / 15

02 军人健康管理

知晓健康定义 / 18
掌握健康标准 / 19
识别健康危险 / 21
开展健康教育 / 29
实施健康管理 / 31
养成健康习惯 / 33
参加健康体检 / 37
提高健康素养 / 40
实现健康目标 / 45

03 个人卫生常识

养成良好的个人卫生习惯 / 48
口腔卫生与健康 / 52
科学睡眠 / 53
健康饮食 / 54
远离成瘾行为 / 63
性与生殖健康 / 67
参与营区环境治理 / 75

目录

军事训练健康保护

军事训练伤概述 / 78
军事训练伤的预防原则 / 81
军事训练伤初步救治原则 / 84
训练中的自我监控 / 85

软组织损伤处理 / 87
骨与关节损伤防护 / 92
训练相关疾病的防护 / 96

军人心理健康维护

心理与健康 / 106
心理健康的四种状态 / 108
军人常见心理问题 / 111
心理问题产生的原因 / 112
个人心理成长与健康 / 114
心理调节的途径 / 116
确立目标 / 117
认识自我 / 118
意义寻觅 / 119
正向思维 / 120
积极语言暗示 / 122

构建和谐的社会支持系统 / 123
正确面对恋爱与婚姻 / 125
积极参加心理行为训练 / 128
调节心情的 10 个方法 / 129
新兵心理问题及调适 / 134
老兵复退心理问题及调适 / 135
军训常见心理问题及调适 / 136
任务中常见心理问题及调适 / 137
主动应对心理压力 / 138
主动寻求专业帮助 / 140

06 基层官兵常见病防治

眼部常见病防治 / 144
耳鼻喉常见病防治 / 147
口腔常见病防治 / 153
皮肤常见病防治 / 156
内科常见病防治 / 159
外科及骨关节常见病防治 / 163

07 部队常见传染病防治

传染病概述 / 170
传染病传播与预防 / 171
流行性感冒 / 173
传染性非典型肺炎 / 175
肺结核 / 177
麻疹 / 178
流行性腮腺炎 / 179
水痘 / 180
猩红热 / 181
细菌性痢疾 / 182
艾滋病 / 183
甲型病毒性肝炎 / 186
乙型病毒性肝炎 / 187
流行性乙型脑炎 / 188
登革热 / 189
狂犬病 / 190
淋病 / 191
血吸虫病 / 192
疟疾 / 193

目录

08 特殊环境卫生

热区环境特点及其防护 / 196
中暑的防治 / 198
寒区气候特点及防护 / 200
雪盲症的处理与预防 / 203
冻伤的防治 / 205
高原环境特点及其防护 / 208

高原病防治 / 211
沙漠环境特点及其防护 / 213
海洋环境特点及其防护 / 215
丛林地区特点及卫生防护 / 217
地震灾区卫生防护 / 219

09 遂行多样化任务防护

抢险救灾任务卫生防护 / 222
核化事故救援任务卫生防护 / 225

维稳、维和任务卫生防护 / 226
疫区执行任务卫生防护 / 228

10 常见意外伤害防治

道路交通事故 / 230
皮肤割裂伤 / 232
眼意外损伤 / 233
烧烫伤 / 234
毒蛇咬伤 / 236
犬咬伤 / 237
蜂蜇伤 / 238

水母蜇伤 / 239
溺水 / 240
触电 / 242
雷击 / 243
枪伤 / 244
异物入耳 / 245

11 常用急救技术

现场急救原则与伤情判断 / 248
心肺复苏 / 250
止血 / 255
包扎 / 262
固定 / 268
搬运 / 272

12 合理利用卫生资源

军队人员就医看病有什么规定 / 278
合理用药 / 280
谨防不合理用药 / 283
主动配合诊疗 / 285
正确认识"泡病号" / 288
正确认识医学的局限性 / 289
学点自我健康评价方法 / 290
电话医疗健康服务 / 292
获取健康信息的途径 / 293
如何甄别真伪健康信息 / 294
常用健康网站 / 296
常见健康报刊 / 297
保健类书籍及新媒体 / 298

附录 中国军人健康素养 81 条（讨论稿）/ 300

01

生命与健康

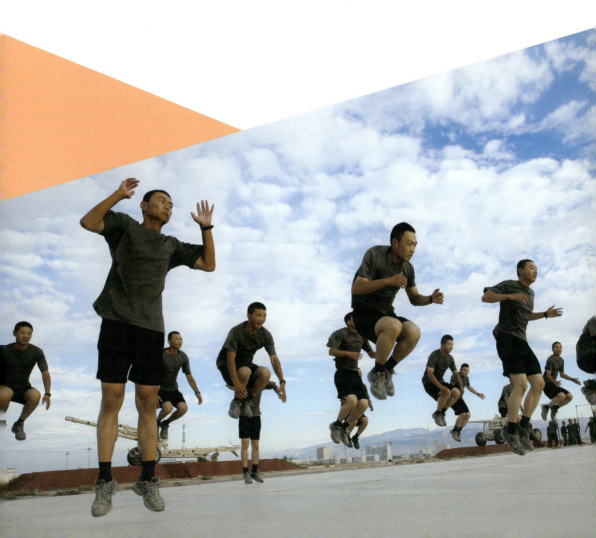

> 世界上只有一种英雄主义,那就是了解生命而且热爱生命的人。
> ——罗曼·罗兰

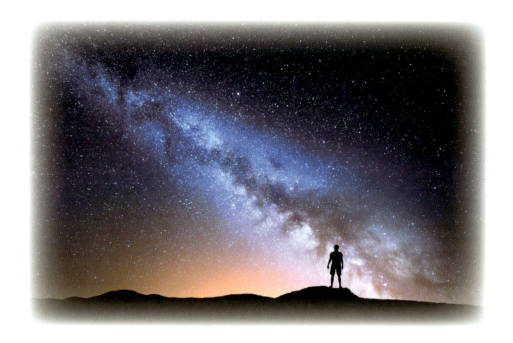

广袤宇宙,浩瀚星辰,那里有没有生命?

蔚蓝地球,古今中外,到底能不能长生?

探索生命、追求健康、祈盼长寿,这是人类从古至今的梦想。

那么,什么是生命?生命都有哪些特征?人类有哪些必经的生命历程?作为一名军人,我们应该持有怎样的生命态度和健康价值观,如何赋予人生更广阔的意义呢?

生命的特征

生命，那是自然付给人类去雕琢的宝石。
——阿尔弗雷德·贝恩哈德·诺贝尔

地球是宇宙的宠儿，是超过 3000 万种生物赖以生存的家园。

萌发的嫩芽、绽放的花朵、奔驰的骏马、翱翔的雄鹰、洄游的鱼群，还有真菌、细菌、病毒等微生物，甚至更微小的能进行自我复制的 DNA 片段，都拥有鲜活的生命形式。

生命——一个神奇的系统

尽管生物种类众多，生命现象错综复杂，但所有生物共同属于一个神奇的系统。

◆ **结构的有序性** 生物都是由 C、H、O、N、P、S、Ca 等元素构成的，都是由蛋白质、核酸、脂肪、糖类、维生素等有机分子组成的，其基本单位是细胞，细胞之内有细胞器，细胞之上还有组织、器官、系统、个体、种群、群落等多个层次。多层次中各功能单元相互联系、交互作用，构成了复杂的生命系统——生态圈。

◆ **物质的代谢性** 所谓代谢，就是从外界摄取物质，转化为生命本身的物质并贮存化学能，同时分解生命物质，将一部分能量释放出来，供生命活动之用。生命过程即是新陈代谢的过程。

◆ **个体的生长性** 生物体能通过新陈代谢作用不断地发生变化，生长、发育、衰老、死亡。

◆ **环境的应激性** 生物有接受外界刺激后发生反应的能力，即应激能力，受神经-内分泌-体液系统控制。

◆ **生物的遗传性** 能将遗传信息传递给后代是生命最重要的特征。生物遗传密码由 DNA 携带，在细胞内用 RNA 生产蛋白质的生化过程中均遵循 DNA-RNA-蛋白质遗传中心法则。

◆ **群体的进化性** 遗传信息复制过程中发生变异，推动了生物实现进化。从原始的单细胞生物，到多细胞生物形成，再到各物种产生，以及高等智能生物——人类的出现，生命一步一步由简单到复杂，形成了如今地球上庞大的生命体系。

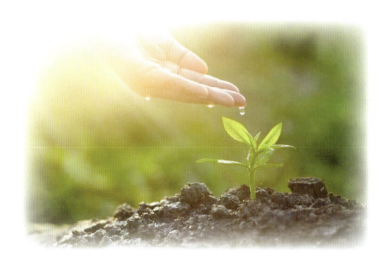

人类——万物之灵

人类起源于森林古猿，由灵长类经过漫长的进化过程一步一步发展而来。在生物学分类中，人类被分类为脊索动物门，哺乳纲，灵长目，人科，人属，智人种。人类独具直立行走的身体、高度发达的大脑，以及推理思维与语言能力。因为富有智慧，人类得以掌握使用工具的能力，并最终发展出强大的创造力，属于高级社会动物。人类是有精神、有自觉能力的万物之灵。

> 天地氤氲，万物化醇；男女媾精，万物化生。
>
> ——《易经》

了解生命历程

生命周期——人生之旅

生命从孕育、出生、成长、成熟、衰退到死亡的全部过程称为生命周期。人的生命之旅从受精卵开始，在母亲子宫中孕育成熟，出生之后，经历婴儿期（0～1岁）、幼儿期（2～6岁）、儿童期（7～11岁）、青春期（12～22岁）、成年早期（23～35岁）、中年期（36～60岁）、老年期（≥60岁）7个阶段。

母亲孕育——生命之诞

男女性交后，男性的精子沿女性阴道向上移动到输卵管，与等待在那里的卵子结合，形成受精卵。受精卵经输卵管到达子宫腔，在子宫内膜寻找合适的"落脚点"着床，然后在子宫腔内经历大约38周（266天）的时间生长、发育，直至足月分娩。

十月怀胎的艰辛，一朝分娩的剧痛，对婴儿母乳喂养和精心培育……在怀孕待产的这段时间里，母亲承受着巨大的身心负荷。我们是父母生命的延续，要感恩父母给予的宝贵生命，更要铭记母亲给予的伟大母爱。

呱呱坠地——生命降临

随着一声响亮的哭啼，小生命顺利地脱离了母亲的身体，降临到了这个陌生而又新奇的世界。他们用哭声迎接着美好的未来，小小的个子、小小的眼睛、小小的鼻子、肉肉的小胳膊，一切是那么幼小，却又是那么富有希望。

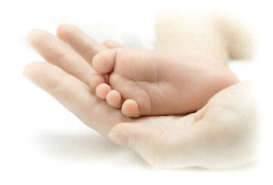

新生儿有与外界交流、与人交往的需要，并会对符合这种需要的刺激做出积极的情绪反应，这会促进他们的生理和心理上的成长。因此，哺育婴儿的父、母亲和看护者对婴儿的精心照料和温柔、热情的爱抚都会引起新生儿良好的情绪和反应；安全而丰富的环境刺激会给新生儿提供一个良好的智力和情绪发展的环境，帮助宝宝形成符合社会要求的各种行为，为宝宝一生的幸福成长建立一个良好的开端。

咿呀学语——渴望长大

从蹒跚学步、咿呀学语到对这世界初步认知的懵懂，对于幼小的宝宝，最多的渴望就是长大——长大就能到处玩，长大就能不被欺负，长大就能帮妈妈的忙。小小的信念，支撑着他们走过漫长的成长旅途。

发展时期是儿童成熟心理时期的基础阶段，发展速度很快。婴儿从咿呀学语到能说简单词汇，从观察到认识，从认识到理解，再从理解到记忆、兴趣及情感。这是婴儿成长发育的重要阶段，是儿童成熟期心理发展的重要铺垫。如果这个阶段没有被重视，将会影响到宝宝以后的心理和行为。

懵懂少年——蜕变升华

在少年时代，我们已经脱离了无知的小时候，尽管思想还不太成熟，但是毋庸置疑，我们已经蜕变成懵懂少年。我们有了自己的思想，我们会思考怎样展现自己的风采，每个人都会希望把自己最好的一面展现出来。

少年时期的人会对人的内部世界、内心品质发生兴趣，开始要求了解别人和自己的个性特点，开始关注自己的体验，试着评价自己，还逐渐学会较自觉地评价别人和自己的个性品质，但评价能力还不高，还不稳定，尤其是很难通过现象揭露行为的本质，很难针对具体问题做出具体分析。

花样年华——青春萌动

由儿童发育到成人这个过渡时期叫做青春期。根据我国青少年生长发育的实际情况，一般将12～22岁划为青春期。青春期是人生的"花样年华"，在这个时期，将要迎接生理和心理的一系列巨变，感受到激情的撞击、体验到性意识的萌动、体察到自我意识的觉醒，步入一个不同于往昔的情感世界和智慧世界。

◆ **青春期的生理特点**

- **"猛窜个子"——青春期早期**：集中表现为身高和体重的迅速增长。
- **"第二性征"——青春期中期**：所谓第二性征，是指生殖器以外体现不同性别的特殊征象。如男孩子喉结、变声、胡须的出现；女孩子的乳房发育；男女少年长出阴毛、腋毛等均都被称为第二性征。在这一时期，男孩子会有遗精，女孩子会出现月经初潮等生理现象。
- **"发育成熟"——青春期后期**：在这个阶段，人体逐渐发育成熟，全身各组织器官的功能逐渐完善。身高、体重达到稳定水平，男青年显得体魄健壮、英俊潇洒；女青年显得体态丰满、妩媚动人。神经系统发育完善，能有效地参与社会活动。具备了繁殖后代的能力，到了恋爱结婚的年龄。

◆ **青春期的心理特点**

- **两性意识萌发**：男女两性之间产生好奇、倾慕、爱恋等心理活动。
- **思维能力提高**：能够运用"假设—演绎"等抽象思维方式，对未知事物进行自己的推演和判断。
- **情绪激扬高亢**：自我意识非常强烈，但由于理想与现实的差距，内心容易陷入严重的矛盾之中，甚至产生叛逆心理。
- **开始追求独立**：在这个阶段，人的独立意识和主体意识急剧增强，不再被动地听从父母的教诲和安排，对各种社会规范都不再简单遵从，渴望用自己的眼光看待缤纷世界，用自己的标准衡量是非曲直。开始学习未来事业发展所需的技能。
- **希望融入群体**：与家庭渐渐疏远，希望融入同辈群体。同辈群体所形成的亚文化或反文化往往比家庭和学校的教导具有更大的影响力。

青春期是人生命中的一个重要阶段，在这个阶段，每个人都将在生物性和社会性两方面走向成熟。这个时期也是决定一生身体素质的关键时期，在这个阶段提供充分的营养，良好的生活习惯，将为中年、老年打下健康的基础，对推迟衰老、延长寿命起到积极作用。

风华正茂——激情自信

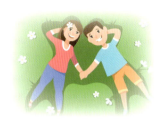

刚满18岁,进入成年人社会的"小鲜肉"们,一方面紧追潮流,有一定的从众心理;另一方面,想要打破常规、张扬个性、寻求新鲜,这些都是其重要的心理特征。这就使他们进入了既创新又模仿,既想走出套路又未免落入俗套的矛盾境地。

发展自我、崇尚自主成为青年人的人生观念。当代青年的主体性与自我意识很强,但并非如人所言是"自我中心"的一代,他们在关注自我利益和价值实现的同时,也对他人、国家和社会担当责任。

三十而立——开拓进取

> 子曰:"吾十有五而志于学,三十而立,四十而不惑,五十而知天命,六十而耳顺,七十而从心所欲,不逾矩。"
> ——《论语·为政》

人生三十,而立之秋。在这个时期,人体的生长发育一般已全面成熟,生理功能达到了一生中的全盛阶段。这个阶段人的身体和心智能力最强,不仅开始经济独立,而且具备了独立决策的能力。人生观发展更趋于完善,开始承担各种社会角色,开启未来三十年的创造岁月,着手谱写生命交响曲的高潮部分。之所以把而立之年喻为人生之秋,是因为秋天是成熟、收获的季节。

日本作家夏目漱石曾说:"人生二十而知有生的利益,二十五而知有明之处必有暗,至于三十的今日,更知明多之处暗亦多,欢浓之时愁亦重。"这一时期重点要注意克服青春期形成的自我中心主义和个人英雄主义,学会与他人建立亲密关系。

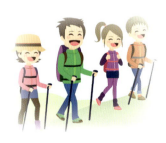

人到中年——多事之秋

40岁以后，人各脏腑器官的功能开始逐渐缓慢衰退，抵御疾病的能力也逐渐下降，加上工作和生活负担加重，使之进入了所谓的"多事之秋"，患心身疾病的风险逐年增大，主要有以下表现：

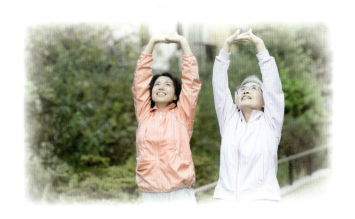

◆ **代谢下降易发胖** 生长发育停止，所需热量和营养减少，此时应注意控制进食量，防止因热量、营养过剩导致超重或肥胖的发生。

◆ **功能减退易发病**

■ **心血管疾病**：心输出量逐渐减少，血管壁的弹性降低，血管收缩功能和血压调节能力减弱，容易发生高血压和体位性低血压。冠状动脉及脑动脉容易发生粥样硬化，导致冠心病和脑血管病。

■ **呼吸道疾病**：肺泡扩张和收缩能力下降，使肺活量减少，呼吸功能减弱；肺泡间质纤维增生，毛细血管壁增厚，肺气体交换能力和对疾病的抵抗力下降，慢性呼吸道疾病的发病率逐年增高。

■ **消化系统疾病**：胃肠动力减弱，消化腺功能减退、消化液分泌量减少。

■ **内分泌疾病**：内分泌腺功能减弱，胰岛素分泌量减少，糖尿病的患病率增加；性腺功能降低，性欲减退；因内分泌功能紊乱而出现更年期综合征，女性表现尤为明显。

◆ **免疫减退易得癌** 免疫功能开始出现减退，容易引发自身免疫性疾病、癌症及多种感染性疾病等。

◆ **骨骼老化鬓发白** 骨脆性增加，骨质容易增生，易发生骨折和多种骨关节病；骨骼肌强度减弱，皮肤弹性降低，开始出现斑痕、色素沉着、皱纹和头发脱落、变白等老化征象。

◆ **反应减慢忘性来** 精神活动更趋平稳，对情绪性刺激的反应不像青年时期那样剧烈，知识、经验更加丰富，理解能力增强。但是，在各方面记忆力逐渐下降，反应速度也不如青年时期快。

耄耋之年——生命凋零

衰老是生命不可抗拒的自然规律，随着年龄的增长，生理解剖上的退行性变化，老年人在生理上功能和心理上出现许多障碍和病变。主要表现为活动能力的降低，听力、视力的减弱，记忆力和意志的减退；机体免疫功能衰退，抵抗力下降；营养吸收力降低；适应能力差，因而容易患病，患病后又容易合并感染，一旦患病，病程恢复慢、疗效差、易反复等。

孤独寂寞是老年期最常见的心理特征。有些老年人由于神经抑制高于兴奋，喜欢在安静的环境中生活。但是当他们离开工作岗位时，则往往若有所失，子女成家立业，各奔东西，加之亲朋亡故，更加孤独寂寞，忧心忡忡。特别是生病离开家住进医院时，周围都是陌生人时。甚至有的病人住"单间"的时候郁郁寡欢，住大病室时和别人交流一多，情绪开始稳定，状态反而好起来了。

人生的价值，并不是用时间，而是用深度去衡量的。

——列夫·托尔斯泰

端正生命态度

生命是唯一的财富。
——哈罗德·约瑟夫·拉斯基

珍爱生命

生命，不仅是你我呱呱坠地的那一声啼哭，还是母亲十月怀胎的辛苦；生命，不仅是你我自己拥有的一笔财富，还是所有培育我们的人的心血灌注。

《孝经》中记载："身体发肤，受之父母，不敢毁伤，孝之始也。"告诉我们，要珍爱自己的生命和健康。

马克思认为，人的本质是各种社会关系的总和。中文里，一撇一捺写作人，这就是说作为一个人要有其他人的支持，你是人的一撇，其他人就是那一捺，所有人共同支撑起家庭、集体、军队和国家。

爱惜一草一木，爱护小动物，扶老携幼、关心战友等都是对生命的敬畏。在自然灾害面前，作为军人，挺身而出、奋勇救援，更是军人价值的完美体现。

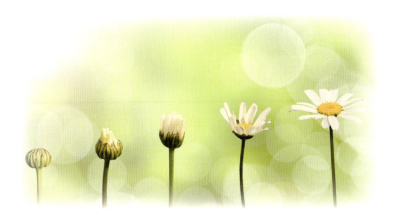

接受生命的不完美

> 人有悲欢离合，月有阴晴圆缺，此事古难全。
>
> ——苏轼

我们必须承认和接受生命并非十全十美的这一客观现实。

◆ **生命必有差异**

每个人生长的内在因素和外部环境存在差异，表现在身体素质上，则会有不同程度的差别，如躯体的残缺和身高、体重、相貌、体力、智力与技能等。

◆ **生命必将衰老**

时光易逝、青春难驻。岁月之刃终将在我们身上刻下印记。人和其他生物一样，生老病死是客观规律。认识死亡，恰恰是为了更好地活着。只有理解了死亡，才能真正理解生命的有限性和不可逆性，进而真正懂得生命的可贵，克服对衰老和死亡的无谓焦虑与恐惧，将思考和精力转向如何珍惜光阴和有所作为、使生命更有价值上。

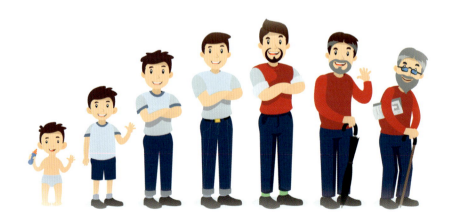

永远保持人生的希望

> 生死本是一条线上的东西。生是奋斗，死是休息。生是活跃，死是睡眠。
>
> ——郭沫若

◆ **阳光总在风雨后** "不如意事常十之八九。"生命来之不易，一路成长更不易，人生本就是在奔向理想目标的道路上不断应对挫折和困难的过程。黎明前，是最黑暗的；阳光前，是有风雨的。不经历风雨，又怎能感受到阳光的灿烂明媚？

◆ **人生最大财富是希望** 任何时候，无论面临什么样的挫折、打击和失败，都不要对生活失去信心、对人生失去希望，不要放弃对自己、亲人、家庭、部队、社会的责任。牢记初心，砥砺前行，且行且珍惜！

◆ **生命有差异，人生可以转变** 应客观认识生命的不完美和自身的劣势，用积极的心态和科学的方法合理地转变负面情绪，去追求人生多样的美丽。

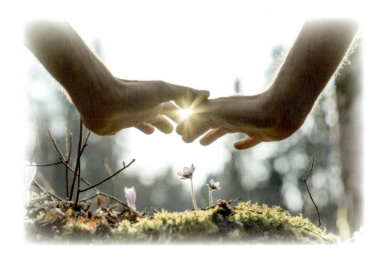

赋予生命更大的意义

> 生命在闪耀中浮现出绚烂，在平凡中展现出真实。
> ——埃德蒙·伯克

人的生命过程本身就是有意义的，且是无条件的。科技之光、智慧之火和文化之脉即使在人的生命结束之后，也能留存下来、传承下去。生命更大的意义在于人生过程的三个方面：创造、经历以及承受。只有注重过程的历练、充实过程的内容、丰富过程的体验，才能在平和淡静中感受人生过程的魅力，在生命的里程享受无限的情趣和欢乐。

◆ **像雷锋那样，让生命在平凡中闪光**

雷锋曾说："如果你是一滴水，你是否滋润了一寸土地？如果你是一线阳光，你是否照亮了一分黑暗？如果你是一颗粮食，你是否哺育了有用的生命？如果你是一颗最小的螺丝钉，你是否永远坚守在你生活的岗位上？"

◆ **学习保尔·柯察金，投身事业人生无悔**

尼古拉·阿列克谢耶维奇·奥斯特洛夫斯基曾说："人最宝贵的就是生命，生命对于每个人来说只有一次。人的一生应该这样度过：回首往事，他不会因为虚度年华而悔恨，也不会因为碌碌无为而羞愧；临终之际，他能够说：'我的整个生命和全部精力，都献给了世界上最壮丽的事业——为解放全人类而斗争。'"

◆ **热血铸剑献身国防，争做新时代"四有"军人**

有灵魂、有本事、有血性、有品德是新时代背景下对合格军人的政治要求，是军人人生追求的目标，是军人人生价值的体现。树军魂、强本领、砺血性、修品德，从点滴做起，知行统一，是何等气吞山河的壮志和敢于担当的勇气。立班超志、守苏武节、歌武穆词、做易水别，把一腔热血投入到国防建设中去，热血铸剑，精兵强军，又是何等壮美的青春。

定位健康价值

> 健康是日常生活的资源,并非生活的目的。健康是社会和个人的资源,是个人能力的体现。良好的健康是社会、经济和个人发展的主要资源,生活质量和一个重要方面。
>
> ——WHO《渥太华宪章》

健康是人生无价的黄金——健康的"10 定律"

1992 年 WHO 发表的《维多利亚宣言》中说:"健康是金,如果一个人失去了健康,那么,他原来所拥有的和正在创造即将拥有的统统为零!"

健康是生命中最有价值的数字,是延续生命和实现自我的基础,是实现目标所要依赖的重要资源。如果把健康看成是 1,每个人所取得的任何一个成功,就都相当于在 1 后面加个 0,学习、训练、生活、责任、幸福等都是"1"后面的"0";人一旦失去健康或生命,"1"后面所有成功的"0"都将化为乌有。健康是人生的第一财富,是幸福的第一法宝,是军人完成战备训练和各项任务的重要保障。健康是一种有限资源,并非取之不尽,用之不竭,需要我们格外珍惜。

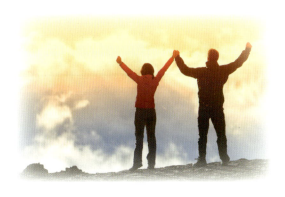

健康是战斗力的基础——军人健康的特殊意义

> 武器是战争的重要的因素,但不是决定的因素,决定的因素是人不是物。力量对比不但是军力和经济力的对比,而且是人力和人心的对比。
>
> ——毛泽东

军事活动具有复杂性、艰苦性、危险性和高强度、高负荷的特点。紧急关头,危难之际,需要军人挺身而出,用忠诚去捍卫,用行动去救援,用身躯去保护。新时代强军目标就是打造出一支具有招之即来、来之能战、战之能胜的坚强战斗力的世界一流人民军队。这坚强战斗力的基础就是百万部队官兵在强健的身体和过硬的心理素质基础上有灵魂、有本事、有血性、有品德。

健康是正当"四有"军人的必备条件。

健康是实现新时代强军梦的必经路径。

健康是未来战争确保打胜的必需基础。

部队官兵要有清醒的健康意识,丰富的健康知识,扎实的健康能力,着眼于对生活中常见慢性疾病和战时应激性疾病进行科学的健康管理,夯实部队坚强战斗力的健康基石。

平时身心健康;战时心身强健;现在健康生活;将来健康长寿。

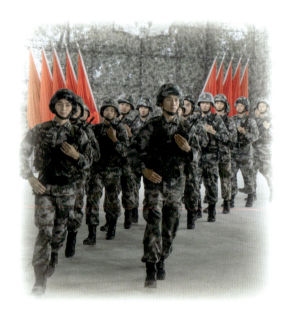

02
军人健康管理

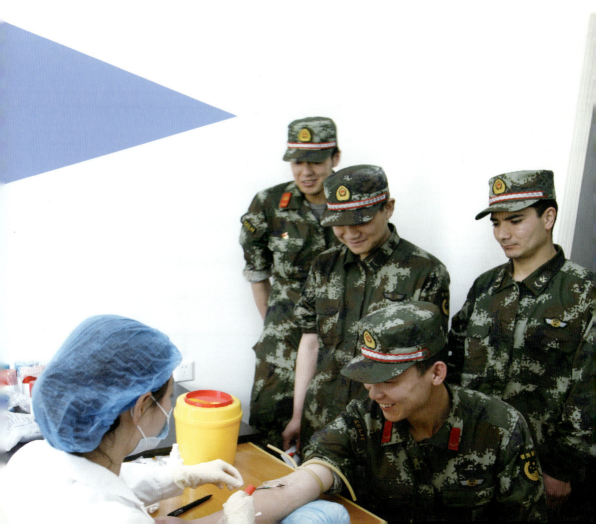

知晓健康定义

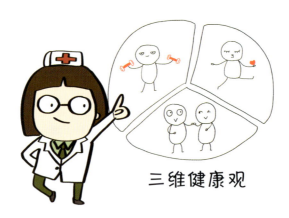

世界卫生组织（WHO）在《保健大宪章》提出国际公认的三维健康观，即："健康不仅仅是没有疾病和虚弱，而是包括身体、心理和社会适应能力的完好状态。"

◆ **躯体健康**　又称生理健康，指躯体结构完好、人体各器官功能正常，体格健壮，躯体与环境之间保持相对平衡。

◆ **心理健康**　又称精神健康，指人的心理处于良好状态，能够恰当地认识和评价自己和周围的人和事，有和谐的人际关系，情绪稳定，行为有目的性、不放纵，能够应对生活中的压力，可以正常地学习、工作和生活，对家庭和社会有所贡献。

◆ **社会适应能力良好**　指人的心理活动和行为能适应复杂的环境变化，并可被他人所理解和接受。或个人能力在社会系统内得到充分发挥，个人能够有效地扮演与其身份相适应的角色，个人行为与社会规范一致、和谐融合。

一个人只有做到"身、心、行"均健，才称得上是一个真正健康的人。

个人是健康资源的第一管理者和责任人！

掌握健康标准

WHO 健康 10 条标准

- 精力充沛,能从容不迫地应对日常生活、学习和工作。
- 处事乐观,态度积极,乐于承担责任,不挑剔。
- 劳逸结合,善于休息,睡眠良好。
- 应变能力强,能够较好地适应环境的各种变化。
- 对于普通感冒和传染病有一定抵抗能力。
- 体重适当,体态均匀,身体各部位比例协调。
- 眼睛明亮,反应敏锐,眼睑无炎症。
- 牙齿清洁,无缺损、龋齿、疼痛,牙龈正常,无出血现象。
- 头发光洁,无头屑或头屑较少。
- 肌肉、皮肤有弹性,走路感觉轻松,有活力。

WHO 健康新标准

WHO 围绕健康新概念,1999 年提出了身心健康的新标准,即五快(躯体健康)三良好(心理健康)。

"五快":吃得快、走得快、说得快、睡得快、便得快。

"三良好":良好的个性、良好的处事能力、良好的人际关系。

能力型军人健康标准

军人应当具有与军事环境、执行任务相适应的,以体能、智能、心理和环境适应能力为核心的身心状态。

随着实战化训练任务日益繁重,遂行多样化军事任务对军人健康提出了更高要求。因此,军人应该采用比一般民众更高的健康标准——"体能、技能、智能、效能结合型"的能力型军人健康标准。

基于此,军人健康不仅是指没有伤病或虚弱,而且还包括身体、心理、智能和适应军事任务及其环境的良好状态。

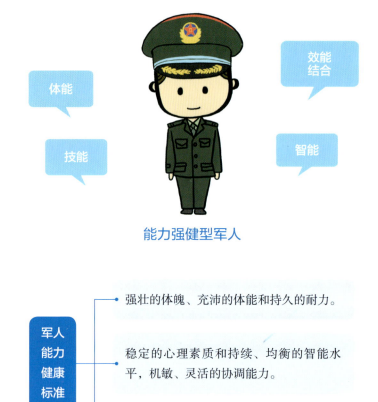

能力强健型军人

军人能力健康标准	强壮的体魄、充沛的体能和持久的耐力。
	稳定的心理素质和持续、均衡的智能水平，机敏、灵活的协调能力。
	职能任务所需要的特种环境适应和野外生存能力。

 你若要喜爱你自己的价值，你就得给世界创造价值。

——歌德

识别健康危险

了解健康的影响因素

WHO 把影响健康的因素总结为：

健康 =60% 生活方式 +15% 遗传因素 +10% 社会因素 +8% 医疗因素 +7% 气候因素

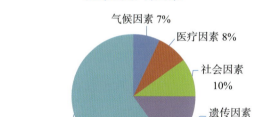

健康的影响因素

军人健康受多方面因素的影响，较为重要的有六大类：

◆ **行为生活方式因素** 包括衣、食、住、行、爱好、业余活动及风俗习惯等。

不良行为生活方式是损害健康主要原因。

良好的行为生活方式可以有效促进健康。

◆ **环境因素** 包括自然环境、社会环境和职业环境。

自然环境，包括阳光、空气、水、气候及地理等。自然环境与官兵健康息息相关。

社会环境因素，包括政治、经济收入、文化教育、就业、居住条件、工作紧张程度及各类生活事件等社会环境。部队的健康文化、保障制度、人文氛围、管理方式等对官兵的健康也会有不同程度的影响。

军人必须要了解工作岗位与职业环境，遵守操作规程，注意个人防护，避免职业伤害。

◆ **生物因素** 影响人类健康的生物因素主要有3类：

■ **生物性致病因素：** 指以病原微生物和寄生虫为主的病原体及有害动植物，主要引起传染病和感染性疾病。部队一旦发生传染病疫情，将严重影响训练及战斗力。

■ **生物性遗传因素：** 现代医学发现，直接与遗传有关的疾病以及遗传与其他危险因素共同作用的疾病，总计有近3000种之多，约占人类疾病总数的20%。如高血压、糖尿病、肿瘤等疾病的发生就与遗传因素有关。

■ **生物学特征因素：** 包括年龄、性别、形态、生长发育、衰老状况等。

◆ **心理因素** 心理健康是三维健康的重要组成部分，心理健康和身体健康可相互影响；不良的心理应激反应不仅影响心理健康，甚至会引起躯体的某些疾病。

军事活动复杂性、艰苦性、危险性和高强度、高负荷的这些特点，需要军人具有机智与灵敏、勤俭与质朴、勇敢与无畏、粗犷与豪爽、吃苦耐劳与勇于献身的心理品质。

分析非军事应激条件下和军事应激条件下军人常见心理特点，积极采取相应对策，维护军人身心健康，是新时期军队卫勤保障的一项重要任务，对提高我军战斗力具有十分重要的现实意义。

◆ **医疗卫生保健服务因素** 国家医疗卫生服务系统中客观存在各种不利于保护和增进健康的因素，包括医疗质量低、误诊漏诊、院内交叉感染、医疗制度不完善等。

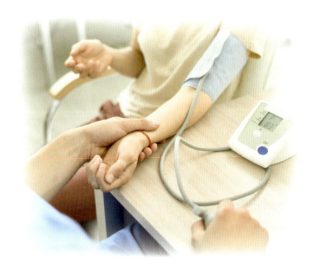

部队卫生保健服务是指部队各级卫生机构及专业人员应用医疗卫生资源和卫生防疫手段，向部队

官兵提供疾病预防、伤病防治等连贯综合的卫生保健服务。但是目前部分基层部队存在医疗资源匮乏、军医能力较低、健康管理相对薄弱的问题，需要进一步加强和改善。

◆ **意外伤害和自然灾害因素** 意外伤害是指无意识的、意料之外的突发事件造成的人体损伤。根据伤害的性质分类，可分为交通伤害、中毒、跌伤、烧烫伤、溺水和窒息等。

自然灾害通常指自然事件（如地震、台风、洪水）及其带来的破坏效应。近年来部队参与各类救灾任务逐渐增多，个体要注意有效规避灾害风险，部队要研究科学救灾，减少非战斗减员。

健康危险因素

健康危险因素是指能使疾病或死亡发生的可能性增加的因素，或者是能使健康不良后果发生概率增加的因素，主要包括环境因素、生物遗传因素、医疗服务因素、行为生活方式因素等。这些因素与个人健康状况和/或个人慢性病风险有密切的关系，是健康风险评估的依据。

◆ **健康危险因素的特点**

- **广泛存在，无人可免**：危险因素广泛存在于人们日常生活之中，但还没有引起人们的足够重视。
- **潜伏期长，隐藏身边**：人长期、反复接触危险因素之后才能发病，而且潜伏期不易确定。
- **特异性弱，易被忽视**：一种危险因素往往与多种疾病有联系，也可能是多种危险因素引起一种慢性病。
- **联合作用，增加危险**：多种危险因素常同时存在，可明显增加致病危险性。

◆ **健康危险因素的种类**

按是否可以纠正分为：不可改变的危险因素、难以改变的危险因素、可改变的危险因素三类。

- **与生俱来，不可改变**：家族遗传史、老龄与性别等属于不可改变的健康危险因素。

■ **自然形成，难以改变**：自然环境危险因素，主要包括：

1. 生物性危险因素，如细菌、真菌、病毒、寄生虫等。
2. 物理性危险因素，如噪声、振动、电离辐射等。
3. 化学性危险因素，如毒物、农药、废气、污水等。

这些危险因素一旦存在或形成，个人可能一时难以改变，但是可以通过回避、隔离或治理等加以改善。

■ **自创危险，可以改变**：由于自身生活方式而产生的健康危险因素，称为自创性危险因素，与常见的慢性病或社会病密切相关。

1. 不良行为方式：不良的行为生活方式有吸烟、酗酒、熬夜、毒物滥用、不合理饮食、缺乏锻炼、不合理驾驶以及心理不健康和/或健康水平偏低等。

2. 生理指标异常：长期不良生活方式作用下导致的腰围/BMI超标（超重或肥胖）、血脂异常、血糖、血压、血尿酸偏高。

以上都属于自创性危险因素，可以通过自身努力去控制和改变。

· **常见疾病的健康危险因素** ·

疾病	健康危险因素			
	不可逆因素		可逆因素	
	年龄	家族史	个人体征	生理指标
肥胖	男>40岁 女绝经期后	双亲无,子女10% 单亲患,子女50% 双亲患,子女70%	食欲亢进,晚餐多食 过度喂养,爱吃零食 卧床少动,缺乏锻炼 乱吃补品,避孕药物	体重超重 肝脂肪变 血压高值 血糖高值
高血压	男>55岁 女>65岁	双亲无,子女3% 单亲患,子女28% 双亲患,子女45%	长期吸烟,饮酒过量 高盐低钾,饮食不良（日摄盐超过5克,摄钾低于3.5克）环境恶劣,精神紧张 缺乏运动,血压上升	血压高值:120～139/80～89毫米汞柱 体重超重:BMI≥24 腹部肥胖:腰围:男≥90厘米,女≥85厘米

续表

疾病	健康危险因素			
	不可逆因素		可逆因素	
	年龄	家族史	个人体征	生理指标
糖尿病	>35岁	双亲无,子女3% 单亲患,子女25% 双亲患,子女50% 母患妊娠糖尿病 母产巨大儿 父母患高血压 父母患冠心病	高脂高能低纤维 缺乏活动害怕累 吸烟酗酒把糖催	血糖高值(糖尿病前期):空腹血糖6.1～7.0毫摩尔每升,和/或餐后2小时血糖在7.8～11.1毫摩尔每升之间。 超重/肥胖
冠心病	男>55岁 女>65岁	早发心脏病家族史	吸烟饮酒,不良饮食 高盐低钾,高能低纤 不吃水果,A型性格 (性急、好胜、易激动) 长期紧张,缺乏运动	超重肥胖 血糖异常 血脂异常 血压升高
脑血管病	男>55岁 女>65岁	脑出血家族史 脑梗死家族史	同冠心病	高血压 慢性房颤 扩张性心肌病 风湿性心脏病
骨质疏松	>60岁 女绝经后	有母系家族史者风险增加2倍	烟酒浓茶加咖啡, 缺乏运动害怕累 营养失衡钙不足, 久不日晒乱减肥 (蛋白质不足、高钠饮食、钙摄入不足;光照少或摄入少导致维生素D缺乏) 长期服药和激素, 骨质疏松骨骼脆 (糖皮质激素、中草药、雌激素)	骨量减少 脆性骨折 低体重:BMI<18.5千克每平方米 性激素低下
慢性阻塞性肺病	>40岁	遗传性抗胰蛋白酶α-1缺乏	烟草烟雾 空气污染 呼吸道感染	慢性支气管炎 哮喘 支气管扩张

续表

疾病	健康危险因素			
	不可逆因素		可逆因素	
	年龄	家族史	个人体征	生理指标
肺癌	>45岁	家族具有患病史患病率要高出近一倍	长期吸烟二手烟，特殊职业有危险装修带有放射性，大气污染责难免新鲜蔬菜摄入少，通风不良有油烟营养失衡抵抗弱，心情抑郁免疫乱	呼吸系统疾病史： 　哮喘 　慢性阻塞性肺气肿 　肺炎 　肺结核 　肺结节 低体重 （BMI < 18.5）
肝癌	>40岁		黄曲菌污染食物 饮用水污染 饮酒	乙型肝炎病毒表面抗原（HBsAg）阳性 肝硬化 肝结节
大肠癌	>40岁	大肠癌家族史	高蛋白高脂肪饮食 饮酒熬夜 长期便秘	溃疡性结肠炎 大肠息肉 痔疮出血
胃癌	>50岁	一级亲属（父母、同胞或子女）中有胃癌家族史	盐腌、烟熏食物 吸烟	胃良性疾病： 　幽门螺杆菌感染 　胃息肉（腺瘤） 　胃食管反流病 　巨大肥厚性胃炎 　胃溃疡 胃癌的前期病变： 　萎缩性胃炎 　胃黏膜肠上皮化生 　胃黏膜不典型增生 胃部分切除术
前列腺癌	>45岁	一个直系亲属患病，风险增加1倍，2个或2个以上直系亲属患病，风险增加5～11倍	动物脂肪摄入过多 维生素A、D、E和锌的缺乏 吸烟饮酒	血睾酮浓度偏高 男性秃顶 前列腺结节 血PSA偏高

续表

疾病	健康危险因素			
	不可逆因素		可逆因素	
	年龄	家族史	个人体征	生理指标
乳腺癌	>35岁	母亲患病或姐妹患病	生育因素:未婚、未育、晚婚、晚育、未哺乳;人工流产过多。 月经因素:月经初潮年龄早于12岁;绝经期延长。 心理因素:性生活质量差,精神抑郁。 生活因素:吸烟、酗酒,甜点零食,生活不规律 治疗因素:胸部接受过高剂量放射线的照射;长期服用外源性雌激素	青年肥胖 绝经后肥胖 乳腺非典型增生 乳腺癌相关的突变基因
宫颈癌	>21岁	子宫颈癌存在家族聚集性	性生活过早<16岁 性生活紊乱 性卫生习惯不良 口服避孕药、 多孕多产	阴道炎 阴道人乳头状病毒感染（HPV阳性） 子宫颈糜烂

识别不良生活方式

不良生活方式是指人们长期受一定社会文化、经济、风俗、家庭、社会环境影响而形成的一系列有害的生活方式、生活习惯和生活意识。

◆ 大众常见不良生活方式

"病由心生"——心理因素——紧张了

"病从口入"——饮食因素——吃坏了

"肢体不动"——运动因素——懒惰了

"烟雾缭绕"——吸烟因素——抽多了

"酒生百害"——饮酒因素——喝过了

◆ **青年常见的不良生活习惯**

习惯1：挑食偏食不早餐

习惯2：久坐不动不锻炼

习惯3：长吹空调迷电脑

习惯4：耳机不离长时间

习惯5：经常熬夜不睡眠

◆ **危害严重的不良生活方式**

方式1：醉生梦死——酗酒

方式2：飘然成仙——酒驾

方式3：痴迷虚幻——网游

方式4：押上青春——赌博

方式5：毁掉一生——吸毒

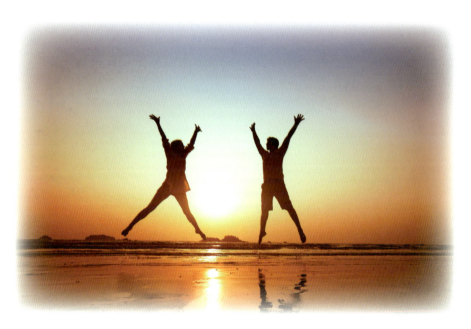

世上没有比结实的肌肉和新鲜的皮肤更美丽的衣裳。

——马雅可夫斯基

开展健康教育

健康教育与健康促进是当前预防和控制疾病的三大措施之一，也是 21 世纪全世界减轻疾病负担的重要策略。

健康教育是以传播、教育、干预为手段，以改变个体和群体不健康行为、树立健康行为为目标的有计划、有组织、有评价的系列活动和过程。健康教育在融合医学科学、行为科学、传播学、管理科学等基础上，已初步形成了自己的理论和学科体系。

部队健康教育是部队卫生工作的重要组成部分，它是根据部队的特点和规律，有组织、有计划地对部队官兵进行的系列教育活动，核心任务是帮助或促使广大官兵提高健康素养，改变不健康的行为和生活方式，增强自我防护意识和自我保健能力，为提高和维护部队战斗力服务。

部队健康教育分为三大领域 5 个层次：

基层部队健康教育
- 基础教育（新训期，18 学时 9 次课）
- 继续教育（每月 1 次，每次 2 学时）
- 专题教育（不定期）

医院健康教育：门诊、住院、出院，不定期举行。

院校健康教育：必修课，20～48 学时不等。

部队健康教育常用的传播方法包括语言传播、文字传播、形象化传播和现代教育技术方法等。常用的形式有科普讲座、广播、视频、网站、宣传报栏、手册、折页、展板等。军人应积极参与，主动获取健康信息，掌握常用保健知识和技能，不断提高自身健康素养水平。

健康教育金钥匙——知识、信念和行为

只有当个体了解了健康信息和有关知识后，通过分析思考，认同信息内容，建立起积极、正确的信念与态度，才能主动改变危害健康的行为，养成有益于健康的生活习惯。这就是打开健康之门的 3 把金钥匙：知 - 信 - 行。

钥匙一 ——知 拥有健康知识是获得健康的基础，要想健康，就要主动学习和接受相关的科学知识，明白出现健康问题的原因，学会相关保健技能。

钥匙二 ——信 几乎所有人都知道什么是健康的生活方式，但仅少数人能够做到。知识只有上升成信念，才能支配人的行动。正像

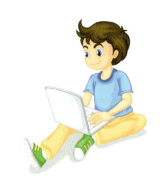

一位烟民，仅仅具备吸烟有害、戒烟有益、如何戒烟等相关知识是不够的，只有进一步形成要戒烟的信念，对戒烟持积极态度，并相信自己有能力戒烟，才标志着吸烟者已有动力去采取行动。

钥匙三 ——行 在学习知识、形成信念和转变态度的前提下，要开始形成新的行为。新行为的形成需要时间、过程、决心和毅力，有人可能还要经历反复的过程。

对于个人来讲，知识是基础，建立信念和态度是关键，改变危害健康行为是目标。

将健康要素融入军营，教育与促进并举

◆ **创造有利于健康的军营大环境** 加强部队卫生与健康工作的顶层设计、谋划与部署，在制定出台各项政策时，要遵循新时期卫生与健康方针。

◆ **推动健康教育和落实健康促进** 健康教育和健康促进强调部队、部门以及个人对健康的责任、义务。除主体卫生部门外，还要协调各部门共同参与，重点在于层层落实，实现健康平等，从防病治病模式转变为能力强健模式。

◆ **官兵积极参与，发展个人技能** 军人是健康教育与健康促进的主要目标人群和主体人群。健康促进通过提供支持性环境以支持军人和部队的发展，这样做的目的是使军人能更有效地维护自身健康和适应生存环境，并做出有利于健康的选择。

实施健康管理

如果我们把健康比喻为"优秀学生",那么,生病就相当于"不及格的学生",我们应该关注的是怎样防止不及格而不是不及格后如何补考。所以,我们要主动预防疾病、维护健康,实施健康管理。

健康管理的基础

◆ **管理时机可寻** 从健康到疾病,生命要经历一个完整的过程。在此过程中,有无数机会可以阻断、延缓,甚至逆转疾病的发生和发展。当然,越早管理、越早预防,效果越好。

◆ **管理效果可见** 科学研究显示,健康管理可预防80%的心血管病、糖尿病和40%的癌症。只要养成良好的生活习惯和行为,积极开展健康管理,就能减少影响健康的危险因素,从而实现维护健康的目的。如果说,疾病治疗是抗洪抢险,那预防就是植树造林。与其下游抗洪,不如上游植树;与其生病痛苦,不如积极进行日常维护和管理。

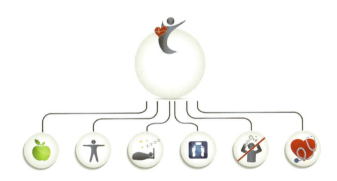

健康管理的种类

◆ **部队健康管理** 部队管理部门和相关工作人员为维护和促进军人健康,对军人健康及其危险因素有组织的进行检测、评估、干预、监督的全过程。

◆ **专业健康管理** 健康管理专业机构开展健康管理服务，使管理更科学、更精准。

◆ **自我健康管理** 自我健康管理就是了解自身健康状况，针对自身存在的健康危险因素或疾病，掌握基本的保健知识和技能，改善不良生活方式和行为，减少或排除健康危险因素的行动管理过程。

在进行健康管理时，应做到以下几点：

▪ **认可理念，学习常识：**认识到健康管理的重要性并愿意行动，主动学习必要的健康常识，不断提高个人健康素养。

▪ **掌握方法，开始行动：**坚持定期体检，不断纠正不良生活方式与行为，对发现的健康危险因素采取科学的方法和措施逐项排除。

▪ **自我监测，调整改进：**记录个人"健康日记"，如每日饮食、体力活动等。借助智能手机APP，记录更方便准确，还可实现一定的监测功能；根据管理的效果好坏，可不断对健康管理方案进行调整和完善。

通过自我健康管理，军人应该逐步学会自我管理和日常保健的方法，改变不良的生活方式，达到降低慢性病风险因素的目的。

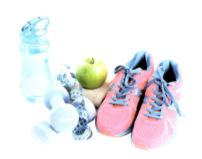

日复一日地坚持练下去吧，只有活动适量才能保持训练的热情和提高运动的技能。

——塞涅卡

养成健康习惯

做健康生活的主人

WHO 指出，一个人的健康受多方面因素的影响，其中 60% 取决于个体的行为生活方式和习惯，也就是取决于我们自己。

生活方式管理是健康管理的第一策略，就是强调个体对自己的健康负责，以个人为核心，通过健康教育和促进技术，摒弃和克服不健康的生活习惯，远离不良行为，主动学习和养成有益于健康的习惯化的行为方式——健康生活方式，减少危险因素对健康的损害，预防疾病，改善健康状况。

· 生活方式管理的特点 ·

- ◆ 以个体为中心，强调个体自身的健康责任。
- ◆ 以预防为重点，有效地整合布局三级预防。
- ◆ 以联合为策略，与其他方法进行有效联合。

健康生活四大基石

WHO 于 1992 年发表了著名的《维多利亚宣言》，提出了人类健康四大基石。

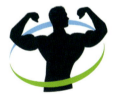

人类健康四大基石
FOUR CORNERSTONES OF HUMAN HEALTH

- 合理膳食 Rational Balanced Meals
- 适当运动 Appropriate Exercise
- 戒烟限酒 Non-Smoking & Limited Consumption of Alchohol
- 心理平衡 Balanced Mental Health

《维多利亚宣言》中提出的健康四大基石对科学、文明、健康的生活方式进行了高度概括，体现了健康所涵盖的生理、心理、社会和道德诸多方面的内容。

合理膳食

根据被管理对象的个人基本信息、疾病史、体格信息及医学指标的不同，有针对性地为其制定个性化膳食处方，并提供特定能量级别和膳食营养特点的食谱以及食物交换份。

适量运动

运动是良医。定期的体育锻炼和运动，尤其是有氧运动，具有如下益处：①调整大脑皮质的兴奋/抑制过程及改善机体主要系统的神经调节功能；②降低毛细血管、微动脉及小动脉的张力，调节血液循环，降低血压；③降低血液黏稠度，提高血液流变性，改善微循环，促进组织细胞物质代谢和营养过程；④促进机体和血液循环的代偿功能，改善和恢复患者的一般全身状况；⑤减轻应激反应，稳定情绪，抑制紧张情绪，消除焦虑状态和提升睡眠质量。

戒烟限酒

吸烟的定义是每天吸1支以上，连续吸烟时间超过6个月。吸烟和二手烟会导致癌症、心血管疾病、呼吸系统疾病等多种疾病。"低焦油卷烟""中草药卷烟"并不能降低吸烟带来的危害。任何年龄戒烟均可获益，戒烟越早越好。

过量饮酒定义：日饮白酒≥100毫升且周饮酒在4次以上。过量饮酒会影响消化吸收和营养物质的新陈代谢，对各种疾病的治疗和康复也有较大的负面影响；过量饮酒还会导致高血压、心脏病的发作以及增加交通事故、失眠、闹事等事件的发生概率。少饮酒，不酗酒，建议成年男性

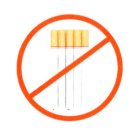

日饮用酒精量不超过 25 克，女性日饮用酒精量不超过 15 克。

心理平衡

WHO 指出，生理、心理、社会人际适应的完满状态才是健康，心理健康，生理才能健康。

古人说，"恬淡虚无，真气从之；精神内守，病安从来"，就是这个道理。谁会自我调节，心态健康，谁就能拥有一个健康的身体。

正确对待自己，正确对待他人，正确对待社会，永远对社会存有感激之心。顺境时助人为乐，平常知足常乐，逆境时自得其乐。

应重视并维护心理健康，遇到心理问题时应当主动寻求帮助。

健康习惯七件小事

健康生活方式管理核心是养成良好的生活习惯，从做好每件"小事"开始。

- 饭后睡前把牙刷　饭后 3 分钟、晚上睡前刷牙。
- 餐后小憩再喝茶　餐后休息 1 小时左右喝茶。
- 每天喝上八杯水　每天摄入 2500 毫升左右水分。
- 餐后散步别落下　饭后半小时，散步 30 分钟。
- 傍晚锻炼效果好　身体适应能力以黄昏时分为佳。
- 睡前泡脚解疲乏　每天晚上睡前冲洗温水澡或泡脚。
- 子午养生睡眠佳　中午 12 点到下午 1 点之间午睡，晚上则以 10 点至 11 点之间上床睡觉为佳。

军人健康生活要求

◆ **讲究内务卫生**　个人卫生习惯包括日常生活中的衣、食、住、行和劳动、学习、训练、休息等各方面。勤洗手、常洗澡、早晚刷牙、饭后漱口，不共用毛巾和洗漱用品，不在公共场所吸烟、吐痰、咳嗽、打喷嚏时遮掩口鼻等良好的个人卫生习惯，不仅对自身健康有好处，也同样会惠及身边战友的健康。

◆ **进行科学训练** 科学的训练方法，有利于预防和减少军事训练伤害的发生，保护官兵在军事训练中的安全与健康，提高参训率和训练质量，保障训练任务的完成。

◆ **学会自我防护** 在军事训练等过程中，要学会对身体健康进行自我防护，避免意外伤害。对自己身体的保护并不意味着脆弱，真正的勇敢是大无畏的精神，是临危不惧的气魄。在日常生活和训练中做好防护，减少不必要的损伤，不做无谓的牺牲，才是真正的"大勇"。

◆ **关心战友健康** 对战友中出现的伤、病、残等情况，应理解、关爱和帮助。这不仅是预防、控制疾病流行的重要措施，也是人类文明的表现，更是经济发展的需要和社会进步的表现。

■ **不歧视乙肝等病原携带者和病人**：乙型肝炎等传染病病原携带者和患者都是疾病的受害者，应得到人们的理解和帮助。要鼓励他们和疾病做斗争，积极参与疾病的防治工作。

■ **理解和接纳残疾人和康复后的精神病患者**：无论是先天残疾还是后天致残的人员，或者是康复后的精神疾病患者，都应当得到社会的关爱和帮助。营区要创造条件帮助患者康复，部队应该理解、关心和接纳康复后的病残人员，为他们提供适当的工作、训练和学习条件。在部队，对因公致残的战友应给予关心和接纳，按规定标准给予评定伤、病残等级，足额发放保险金或医疗补助，确保官兵的合法权益不受侵害。

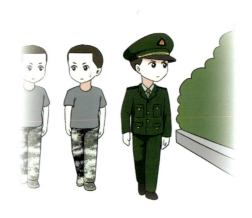

参加健康体检

为什么要进行健康体检

每年健康体检,一生经营健康。

健康体检或健康检查,是指对无症状个体和群体的健康状况进行医学检查与评价的医学服务行为及过程,其重点是对慢性非传染性疾病及其风险因素进行筛查与风险评估,并提供健康指导建议及健康干预方案。

健康体检是实施疾病早期预防和开展健康管理基本途径及有效手段之一。

- 健康体检可以及时发现危险,帮助军人走出"亚健康",保卫健康。
- 健康体检可以早期发现苗头,帮助军人防治"大隐患",挽救健康。
- 健康体检可以科学保养身心,帮助军人制定"好方案",促进健康。

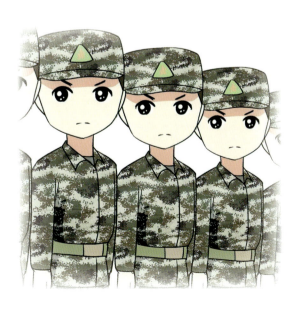

如何选择健康体检项目

体检时追求"大而全"或者"高精尖"均是不科学的。要想既不过度检查造成浪费,又能达到体检的目标,最好的做法是:受检者在体检之前将个人的有关情况和担心详细向医生说明,由专业的健康保健医师进行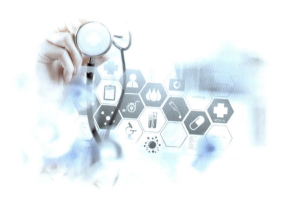综合分析后,根据受检者的身体状况"量体裁衣",做出既符合受检者个体状况又比较经济实惠的个性化方案。那么,怎么选择个性化体检方案呢?

◆ **基础项目不可少**　一般包括以下项目。

- **健康问卷:** 自然信息、健康史、家族病史、健康素养。
- **一般检查:** 身高、体重、血压、脉搏等。
- **专科检查:** 内科、外科、五官科常规查体以及女性妇科常规查体等。
- **化验检查:** 血常规、尿常规、便常规、肝功能、血脂、空腹血糖、肾功能、乙肝表面抗原等。
- **仪器检查:** 心电图、X线胸片、B超(肝、胆、脾、胰、肾)等。

注意: 尿、便常规化验和女性妇科检查,切记不可随意放弃检查。

◆ **年龄性别作参考**　健康体检一般应根据年龄、性别、生活习惯、性格特点、个人嗜好、既往的健康状况及家族遗传病史、近况、生活方式等综合因素考虑选择较适合的体检项目。

- 30岁以下的年轻人如无特殊情况,只需做基础项目,不必增加检查内容。工作压力大的中青年人,适当增加有关检查项目,比如心理及压力测定和一些对身体功能进行评估的亚健康评估检测。
- 40岁以上的男性应定期检查前列腺,包括肛门指检(很必要)及血清前列腺异性抗原测定(PSA)。
- 老年人应在常规项目外增加心脑血管病、糖尿病的早期筛查,比如颈动脉超声、餐后血糖以及包括各种早期肿瘤标记物在内的相关化验检查。

- 已婚女性要求每年做 1 次常规妇科检查，包括宫颈刮片检查，成年女性每年必须进行乳房、卵巢及子宫的检查，以便早期筛查出女性"三癌"。
- 有家族病史的人要有针对性地增加相关检查项目，如选择相关肿瘤筛查和基因检测。

健康检查应该间隔多长时间

中青年体检的频率一年一次为宜，有条件的可以一年两次：一次全面检查，一次针对性检查。

根据《健康中国2030规划》要求，参考《健康体检基本项目专家共识》相关内容，对50岁以上患多种慢性疾病风险较大中老年人，检查的间隔时间应缩短至半年左右，最好每年体检两次。检查项目由医生酌情决定，最好每次都能由固定的医生主持检查，以便全面、系统地掌握受检者的健康状况和对受检者进行保健指导。

对于一些特殊高危人群，体检的频率就应高些。如乙肝病毒携带者最好每 3 个月到半年化验 1 次肝功能、甲胎蛋白或乙肝病毒 DNA 为好，每半年做 1 次肝脏 B 超。常年吸烟者应每半年做一次肺部 CT 检查。

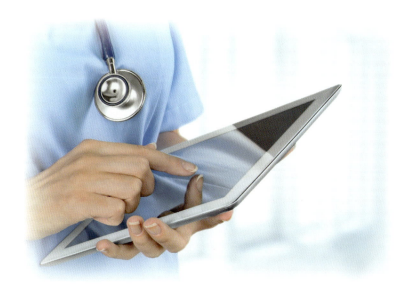

提高健康素养

健康素养是个体充分利用各种健康信息,维护和促进自身健康所具备的综合能力。2015年国家发布新版《中国公民健康素养66条》,政府在努力推进提高全民健康素养。部队官兵,除具备普通公民健康素养外,要在军人职业生活中努力提高军人健康素养,以自我保健并保证部队战斗力。

军人健康素养初拟为81条,其内容全部包含在本书中。大致框架如下:

军人健康素养模块	
对健康的理解	营养与膳食
健康相关态度	成瘾行为
生理卫生常识	心理健康
传染病相关知识	个人卫生习惯
慢性病相关知识	就医行为
军人常见病相关知识	获取信息能力
军事训练伤	理解信息能力
保健与康复	自我保健技能
政策法规	急救技能
职业卫生	训练伤处理和军事防护技能

了解基本健康指标

·人体常用健康指标正常值与异常评估标准·

健康指标	正常值	异常评估标准	
		异常	标准
体重指数（BMI）= 体重（kg）/ 身高（m）平方	18.5～23.9	低体重	< 18.5
		超重	24～27.9
		肥胖	≥ 28
腰围（cm）	男 < 90		≥ 90
	女 < 85		≥ 85
腰臀比（WHR）= 腰围 / 臀围	男 < 0.90	腹型肥胖	≥ 0.90
	女 < 0.85		≥ 0.85
腰身比	< 0.50		≥ 0.50
血压（收缩压 / 舒张压）(mmHg)	理想 < 120/80	1级（轻度）高血压	140～159/90～99
	正常 < 130/85	2级（中度）高血压	160～179/100～109
	高值 130～140/85～90	3级（重度）高血压	≥ 180/110
		单纯收缩期高血压	≥ 140/<90
脉搏（心率）（次 /min）	60～100	心动过缓	< 60
		心动过速	≥ 100
体温（腋下）（℃）	36.0～37.0	低热	37.4～38
		中热	38.1～39
		高热	39.1～41
		超高热	≥ 41
呼吸频率（平静）（次 /min）	16～20	呼吸过速	> 20
		呼吸过缓	≤ 12

续表

健康指标		正常值	异常评估标准	
			异常	标准
血糖（静脉血）(mmol/L)	空腹血糖	3.9~5.6	糖尿病	≥ 7.0
			空腹血糖受损	6.1~7.0
	餐后血糖	≤ 7.8	糖尿病	≥ 11.1
			糖耐量受损	7.8~11.1
血脂（空腹）(mmol/L)	总胆固（TC）	< 5.2	高总胆固醇血症	≥ 5.2
	低密度脂蛋白胆固醇（LDL-C）	< 3.4	高低密度脂蛋白胆固醇血症	≥ 3.4
	高密度脂蛋白胆固醇（HDL-C）	≥ 1.0	低高密度脂蛋白胆固醇血症	< 1.0
	甘油三酯（TG）	< 1.70	高甘油三酯血症	≥ 1.7

学会基本指标测量

◆ 学会腋下体温测量

测前先甩：先把体温计上的水银柱甩到35℃以下。

擦干汗液：用干毛巾擦干腋窝下汗液。

插入腋下：将体温计水银端（感温部位）插在腋下的中间位置，向上顶住，紧贴皮肤，不要碰到内衣。

夹紧腋下：屈臂过胸，夹紧腋下，尽量保持姿势不变。

测量计时：测量时间应达到10分钟。

正确读数：应横持体温计缓慢转动，取水平线位置观察水银柱所示温度刻度。

用后消毒：体温计用完后，应用75%的酒精消毒。

◆ 学会身高体重测量

测量方法

轻装来上阵,测前要方便;赤足站中间,背柱挺躯干。

足跟要并拢,外八分脚尖;头正眼平视,两腿勿打弯。

跟骶与肩间,三点靠柱缘;上下测量仪,动作轻又缓。

高重两单位,数据记心间;连续测两次,误差不过线。

(身高单位是厘米,误差不超过 0.5 厘米;体重单位是千克,误差不超过 0.1 千克)

注意事项

下要平稳:地面平坦、仪器平稳,检查前。

三点一线:三点靠柱、两头水平,要求严。

上要适度:板触头部,松紧适度,测得准。

◆ 学会血压测量

正规测量程序

- **测前准备:** 上趟厕所,排空膀胱,精神放松,最好静息 20～30 分钟,至少 5 分钟。如果是在饮酒、咖啡、浓茶、吸烟后测量,要特别注明。

- **正确体位:** 可采取坐式或仰卧式,老人、糖尿病患者及常出现体位性低血压情况者应同时测立位血压。立位血压测量应在卧位改为站立位 2 分钟后进行。

- **放好上臂:** 脱下衣袖露出一侧上臂,如衣袖单薄宽大,可向上卷到腋窝处,手掌向上,不要捏拳,手臂的高度应相当于心脏的高度。坐位时,右心房水平位于胸骨中点或者第四肋水平。在仰卧位时,右心房的位置大约在床和胸骨水平中间,应该在手臂下面放一个垫枕,如果上臂直接放在床上,将低于心脏右心房水平。

- **连测 3 次:** 仅测一次血压可能过高估计病人的血压水平,建议测 3 次,取其平均值。初诊病人应根据病情分别测左右两上肢血压,以作对照。初次被测者血压数值如果很高,应休息 1 小时再测。青年高血压病人可测量上下肢血压,以便比较。

- **观察两月:** 偶测血压偏高的青年人,应注意排除白大衣性高血压,不能仅仅凭借1次或2次诊所血压测量值来确定来确诊，需要2个月的动态观察。有某些偶测血压升高的青年人，在后来的3～4年的随访过程中，血压并没有升高。

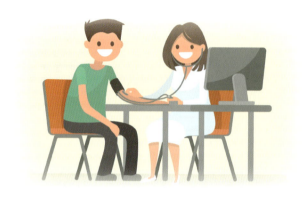

避免"白大衣现象"

"白大衣现象"是指在诊室内测得血压升高而诊室外测血压反而正常的现象，与情绪紧张有关。可采用以下几种方法减少和避免：

■ **精神放松法：** 被测者充分休息、尽量放松，候诊时可以看看书，听听音乐等，不要老想着"血压高了可怎么办"。

■ **间隔测量法：** 如果到诊所或医院测血压，最好先休息，再测量，间隔几分钟后再重复测，如此反复3次，才能确定血压值。如果血压高，可以换个环境或者再换个时间多测量几次，取其平均值。

> 要掌握一些基本的防病治病科普常识，请务必记住"最好的医生是自己，最好的处方是知识。"
>
> ——曾益新

实现健康目标

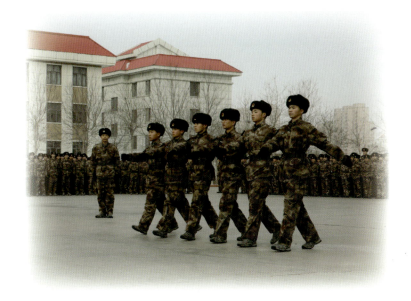

健康资源是大自然恩赐于人类的，每个人都希望自己永远保持健康状态。然而，在多种因素的影响下，不可能一直保持完全的健康状态。那么，人生实际的健康目标是什么呢？

管控风险，指标健康

健康管理的目的就是通过管理健康危险因素，降低健康风险。其中重要标志是体重、血压、血糖、血脂、血尿酸等健康指标保持在正常范围内，没有"五高"现象。

晚得慢病，少得慢病

坚持健康的生活方式，科学锻炼与训练，降低肥胖、高血压、糖尿病、慢阻肺等慢性疾病发生的风险，或者最大限度推迟这些慢病患病时间，延长健康年龄。

不得大病，不得急病

通过有效预防，控制慢病进展，提高自身生存质量。尽量避免罹患重大心脑血管和各种癌症等疾病以及各种危急重症。

有效工作，快乐奉献

能胜任军营工作和生活，在快乐中奉献才智，体验生活。快乐实际上是一种心态，心态好是幸福的基础。

健康长寿，安然离去

虽然"老"是不可避免的生命过程，但我们可以做到"年老而不衰"，尽可能地延长我们的健康寿命。当生命的列车到站时，从容面对，安然离去！

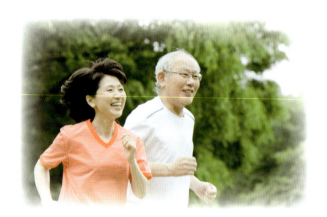

> 起居之不时，饮食之无节，侈于嗜欲，而吝于运动，此数者，致病之大源也。
>
> ——王国维

03

个人卫生常识

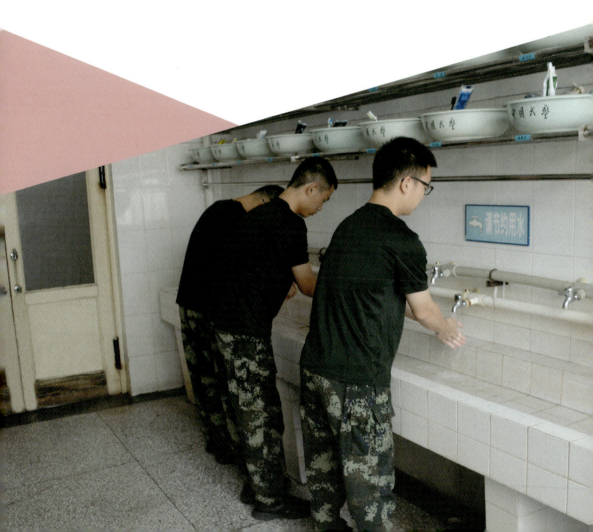

养成良好的个人卫生习惯

学习和遵守《内务条令》中的卫生要求和部队卫生管理制度

◆ 《内务条令》是部队内务建设的根本依据。

◆ 《内务条令》中的后勤日常管理、营区管理、野营管理、常见事故防范等内容为维护和促进官兵健康提供了制度保证。

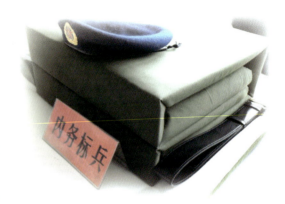

◆ 落实部队的卫生管理制度是贯彻部队卫生工作方针，实现"预防为主"的有效手段。

◆ 每名军人都应当学习并遵守《内务条令》，配合落实部队卫生管理制度。

勤洗手、勤洗澡、勤剪指甲

勤洗手、勤剪指甲、勤洗澡、勤理发、勤换洗衣物、勤晒被褥、早晚刷牙、饭后漱口，不共用毛巾和洗漱用品等，都是每个人应该养成的卫生习惯。

◆ 为什么要勤洗手、勤剪指甲？

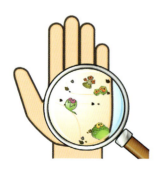

一只没有洗过的手至少含有 4 万至 40 万个细菌。

一个指甲缝有细菌 5 千个左右，1 克重的指甲污垢有细菌和寄生虫卵 38 亿之多。

◆ **如何洗手？**

常规条件下，用流水加上肥皂（或洗手液）洗手，可洗去手上约99%的细菌。洗手时应尽量将手心、手背、指缝、两侧、指尖及手腕等都洗到。

外出执行任务时应尽量用流水洗手；条件不具备时，至少在吃东西前要用湿纸巾擦手。洗手的时间最好能控制在30秒钟以上，才能达到很好的清洁效果。

七步洗手法

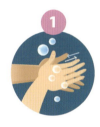
1. 掌心相对，手指并拢，相互揉搓。

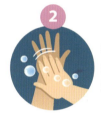
2. 手心对手背，沿指缝相互揉搓，双手交换进行。

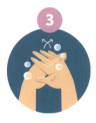
3. 掌心相对，双手交叉沿指缝相互揉搓。

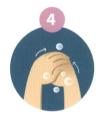
4. 弯曲各手指关节，半握拳把指背放在另一手掌心旋转揉搓，双手交换进行。

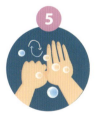
5. 一手握另一手大拇指旋转揉搓，双手交换进行。

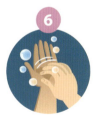
6. 弯曲各手指关节，把指尖合拢在另一手掌心旋转揉搓，双手交换进行。

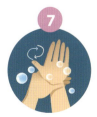
7. 揉搓手腕、手臂，双手交换进行。

◆ **什么时间洗手？**

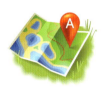
▶ 训练作业后

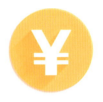
▶ 摸过钱币后

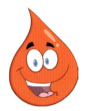
▶ 接触体液后

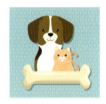
▶ 接触宠物后

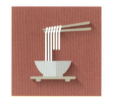
▶ 饮食前后

▶ 大、小便后

勤洗晒衣服被褥

衣服、被褥穿盖久了，既会沾上皮肤的污垢，产生细菌，又会吸附外界的灰尘，不利于皮肤卫生。因此，要做到定期换洗、晾晒。

换洗衣物时，尤其要注意鞋袜和内衣裤。穿透气鞋袜，勤更换，可预防足癣；勤换洗内衣裤，保持裆部清洁与干燥，可预防皮炎和股癣。

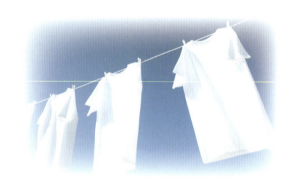

◆ **洗** 1个月至少清洗1次床单、被套及枕巾；衣服脏了不定期清洗；内衣2～3天换洗1次，一旦湿透需马上清洗；袜子应天天换洗，鞋应每天晾、每周洗。

◆ **晒** 晴天，可于10：00～14：00时间段，在阳光下充分晾晒，中间翻晒1次，晒好后需进行拍打，去掉浮尘。

不共用洗漱用品

洗头、洗澡和擦手的毛巾应保持干净，并且做到一人一盆一巾，不与他人共用毛巾和洗漱用具，以防止沙眼、急性流行性结膜炎等接触性传染病的传播；也不要与他人共用浴巾洗澡，以防止感染皮肤病和性传播疾病。不与他人共用牙刷和牙刷杯，以防止口腔传播疾病。

不对别人咳嗽、打喷嚏；不随地吐痰、大小便

小小一口痰，细菌千千万。

养成"吐痰"好习惯
- 不随地吐痰，条件允许时，吐到洗手池或便池中，并用水冲走。
- 条件不允许，吐在废纸上包裹，扔到纸篓或垃圾箱内。
- 咳嗽、喷嚏时，应自行掩住口鼻。

经常开窗通风

根据天气变化和空气质量，适时开窗通风，保持室内空气流通。

◆ **最佳开窗方式**

打开宿舍门窗，让空气有进有出，流通整个房间。

◆ **最佳开窗时间**

每天最好开3次窗，每次通风时间15~20分钟。最佳通风时间为9:00~11:00时、14:00~16:00时。

◆ **雾霾天气怎么办**

除极重度雾霾情况外，在一天内仍应适时开窗通风。

口腔卫生与健康

为什么要保持口腔卫生

口腔卫生不好,最易导致龋齿和牙周病。龋齿(蛀牙)的发病率很高,若不及时治疗,还会引起牙髓炎;牙周病早期表现为牙龈充血水肿,若不及时治疗,很可能造成牙齿脱落。若炎症不及时消除,还可能导致心血管疾病、糖尿病、消化系统疾病或肺部疾病等。因此,患龋齿或牙周病后,要及时就诊,并定期检查。

> WHO 提倡重视口腔保健,并提出"8020"口腔保健目标,即一个人80岁的时候还有20颗属于自己的健康牙齿。

如何保持口腔卫生

◆ **建立正确的刷牙习惯**　早晚刷牙(每次不少于3分钟),在运动方向上,牙刷毛与牙齿成45°。

◆ 吃东西后漱口或刷牙,及时清除口腔食物残渣。

◆ **注意牙刷的选择与更换**　大小合适,软硬适中,3个月更换1次,不与他人共用。

◆ 养成叩牙、按摩牙龈的习惯。

◆ 不抽烟。

◆ **注意饮食**　忌碳酸饮料,睡前不吃酸甜食物,不吃太硬的东西。

◆ **定期口腔检查**　"小洞不补,大洞吃苦。"每半年找专科医生做系统、全面的口腔检查,及时去除健康隐患。

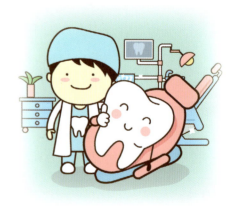

科学睡眠

睡眠是生命的基本需要,WHO把每年的3月21日定为"世界睡眠日",并确认"睡眠、食物、空气、水"为人类生命四要素。每个人都应劳逸结合,保证充足睡眠。

良好睡眠对健康的作用

- 消除疲劳、调节人体各种功能活动。
- 获得全身心的休息、恢复和调整。
- 既能预防疾病发生,也能促使病情减轻和好转。
- 是多数人消除压力的良方。
- 是一种非常重要的养生手段。

养成良好的睡眠习惯

- 每天睡眠时间不少于7~8小时,包括晚间睡眠和午休。
- 遵守部队作息时间,养成良好的睡眠生物钟。
- 不提倡为了保持内务而不午睡或趴在桌子上午睡。
- 睡前不看不健康的影视或书刊,不聊郁闷或激动的话题,情绪保持平稳。
- 营造舒适的睡眠环境,睡前最好先给宿舍通风。
- 睡前关灯,不蒙头睡觉,保持正确、舒适的睡姿。
- 在非军事任务情况下,尽量脱去衣服或换上宽松的睡衣。

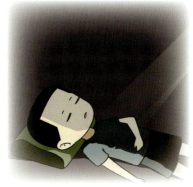

健康饮食

合理膳食

《中国居民膳食指南》（2016科普版）是中国营养学会根据营养学原则，结合我国居民营养状况的实际情况制定的。由一般人群膳食指南、特定人群膳食指南和中国居民平衡膳食宝塔三部分组成。其中一般人群膳食指南适合6岁以上正常人群。

蔬菜和谷物比重所占面积最大分别占27%~35%，动物性食品和水果约占15%，餐盘旁牛奶杯提示了奶制品的重要性。

> 《中国居民膳食指南》
> 食物多样，谷类为主；
> 吃动平衡，健康体重；
> 多吃蔬果、奶类、大豆；
> 适量吃鱼、禽、蛋、瘦肉；
> 少盐少油，控糖限酒；
> 杜绝浪费，兴新食尚。

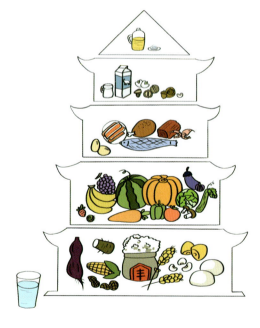

盐	<6克
油	25~30克
奶及奶制品	300克
大豆及坚果类	25~35克
畜禽类	40~75克
水产品	40~75克
蛋 类	40~50克
蔬菜类	300~500克
水果类	200~350克
谷薯类	250~400克
全谷物和杂豆	50~150克
薯类	50~100克
水	1500~1700毫升

中国居民平衡膳食宝塔（2016）

中国居民膳食宝塔由中国营养协会推出，根据中国居民膳食指南，结合平衡膳食的原则转化成各类食物的重量，便于居民在日常生活中执行。膳食宝塔共分为五层，包含我们每天应吃的主要食物种类。宝塔各层位置和面积不同，在一定程度上反映出各类食物在膳食中的地位和应占的比重。

官兵饮食原则

◆ **营区官兵营养** 部队官兵其履行职责、使命的特殊性，要求官兵必须保持充沛的精力和强壮的身躯。各类营养素摄入量应以《中国人民解放军军人营养素供给量》和《中国人民解放军军人食物定量标准》为依据。

官兵饮食的平衡和搭配要求营养丰富、能量较高、容易吸收，并满足三大营养素和其他营养素的摄入量。目前，部队的伙食标准已经提高很多，官兵只要不挑食，一般都能满足健康和职业需求。

◆ **不挑食、不偏食、少吃零食，进食速度适当** 吃饭速度过快，不利于消化液的分泌及消化液和食物的充分混合，影响食物的消化。做到不狼吞虎咽，在有条件时，适当放慢吃饭速度。

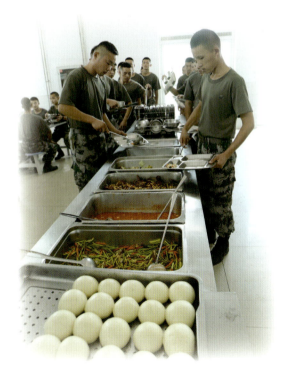

一般吃饭速度

▶ 早餐：15分钟左右。

▶ 午晚餐：20分钟左右。

选择健康零食： 零食是指在非正餐时吃的食物。要少吃能量高的油炸、膨化食品或含糖多的巧克力、奶油等食品。多选择能量低的水果、坚果类等健康的零食。

▶ 午睡起床后	▶ 饭后1小时	▶ 晚上睡觉前1小时
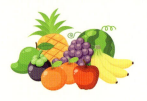	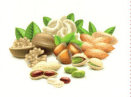	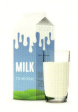
水果、含糖量低的水果、酸奶、坚果类食物	水果、花生或坚果类食物	牛奶最好不加糖

· 官兵饮食注意事项 ·

- ▶ 不要挑食，荤素搭配，多吃蔬菜水果，正餐要吃饱；
- ▶ 平时放慢吃饭速度，战时例外；
- ▶ 合理选择健康零食；
- ▶ 每天喝杯奶、酸奶或豆浆；
- ▶ 大运动量训练时可补充糖类物质以保证耐力；
- ▶ 高强度训练前进餐应该至少提前2小时；
- ▶ 运动后至少30分钟才可进餐；
- ▶ 大量运动后，要及时补充水分及矿物质。

◆ **特殊环境的官兵营养** 部队官兵在特殊的环境下，在营养代谢方面会发生一系列变化。所以官兵对营养的需求与在营区的需求会有所不同。

■ **高温环境：** 高温环境可引起机体代谢增加，大量出汗会使机体丢失大量水分、维生素和矿物质等，导致食欲下降和消化功能降低，会限制营养素的摄取。

1. 官兵除了要平衡膳食，可以多摄入富含蛋白质、脂肪的动物类食品。

2. 补水应少量多次，饮水的温度为12～18℃为宜。可以根据自己的口渴感，也可以参照如中等劳动强度每日补水量为 5 升。

3. 每天适当补充盐水。由于含盐饮料普遍不受欢迎，所以可以多补充些汤。

■ **高原环境：** 进入高原初期，尤其身处海拔 4000 米以上的高原时，全身各个系统都会出现剧烈变化。例如消化系统，会出现胃肠蠕动功能紊乱、胃液分泌减少或胀气等现象。

增强耐缺氧能力的膳食措施：

1. 首先多摄入富含碳水化合物和蛋白质的食物，清淡饮食，可以多吃促进食欲和消化的食物。

2. 除了平衡膳食，可以适当补充多种维生素及矿物质，提高机体缺氧耐力。

■ **灾害救援：** 救灾过程中，连续救援、夜以继日、体力消耗巨大，对营养要求也较高。营养支持的具体措施有：

1. 按照军队食物定量标准，提供能量丰富的热食，食物体积要求小，一日食物总量最好不要超过 2500 克。

2. 对于不便进行热食加工的部队，应该根据灾害救援任务及现场环境给予野战食品保障，确定补给的品种和数量。

3. 提供充足的饮用水。官兵在灾害救援过程中，每日至少要补充 5 升水。根据气温和任务可以适当增多或减少。

■ **维稳处突：** 维稳处突官兵的营养要求措施不同于灾害救援，因为官兵的作业强度会因任务、环境和突发事件性质的不同而不同。具体保障措施有：在条件允许的情况下，尽可能提供品种齐全、营养丰富、新鲜烹调的饭菜；如果不能现场加工饭菜，则可以提供足量快餐食品，如方便面、八宝粥等。

饮水卫生

水是生命之源，身体损耗 10% 的水就会出现烦躁、全身无力、血压下降、皮肤失去弹性等症状。对于官兵来讲，参加作战训练会大量出汗，更需要补充水分。

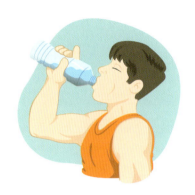

◆ **喝多少水** 每天最少喝 8 杯水（约 2.5 升）。根据训练、任务强度及出汗情况应适度增加饮水量。

◆ **什么时间喝水**

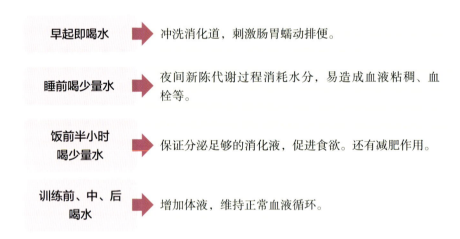

喝水应少量多次，平均在 1~2 小时喝 1 次水，不要等到渴极了才喝。

◆ **喝什么样的水**

■ 喝温开水是对身体健康最有益的。从营养学观点看，纯净的白开水对身体的健康最有益、最解渴，进入人体后可立即发挥新陈代谢功能，有调节体温、输送养分及清洁身体内部的功效。

■ 不能将饮料当水喝。绝大部分饮料的成分有 80% 以上是水，仅含有少量的营养成分。在运动后大量出汗时，建议选择富含电解质的运动饮料。

◆ **饮水有关注意事项**

- 外出执勤、训练时，应携带水壶。
- 早上起床出操前，应喝一杯约 250 毫升的温开水。
- 不喝不洁净的生水。
- 不喝放置时间过长（超 24 小时）的水。
- 在饭前、饭后半小时和饭中，不宜大量喝水。
- 睡前少喝水，睡醒多喝水。
- 高强度训练之后，不要饮用冰（凉）水，尤其在夏天。
- 训练、劳动大量出汗后，应采取少量、多次的饮水，适当喝淡糖、淡盐水。

◆ **野外驻扎时的饮水卫生**

参加灾害救援等任务时，部队在野外驻扎，没有自来水供应，应该尽快在驻地附近选择水源。部队进入驻地前应按照《战时饮用水卫生标准》（GJB661-1989）要求，对水源要进行水质调查和水质检验。通常可按以下顺序选择水源：深层地下水、浅层地下水、江河水、湖水、水库水、塘水。

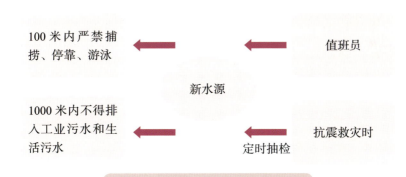

野外驻扎时水源保护

◆ **水供应量标准** 全军 1983 年颁布的《军队战场勤务条令》规定，进攻战斗队人员供水标准每人每日通常为 3～6 升，防御战斗期间每人每日为 10 升。《军队战时饮用水卫标准》水质限量是按体重 60 公斤的健康成人每人每天饮水量 5 升计算。

部队饮食卫生

官兵在营区中要注意的饮食卫生和一般居民没有什么区别,只要能做到前面所提到的卫生要求即可。

但是,官兵在参加灾害救援、维稳处突等遂行任务时的饮食卫生要求就比较高了。尤其是在灾害救援任务中,驻地卫生状况差,蚊蝇滋生,死亡的人畜及大量垃圾都可能会污染水源。由于病原微生物繁殖旺盛,使饮水、饮食卫生管理增加了难度,确保食品安全卫生是执行任务中最重要的后勤保障。

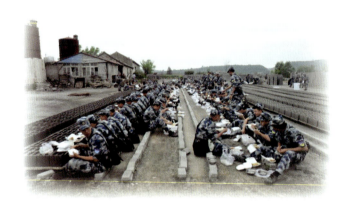

◆ 执行任务时的饮食卫生

- 不要随便利用野生植物来改善生活,防止中毒。
- 在执行任务中不要随便饮用不明来源的饮用水,不喝生水。
- 不吃剩菜剩饭,不吃过期食品,在灾区不吃凉拌菜。
- 参加化学、放射污染事故处理时,不在事故区饮食。
- 食品食用前需彻底加热,食品加工完成至用餐时间间隔不超过 1 小时,否则应重新加热。
- 注意个人卫生,吃饭前要洗手。
- 用餐结束后,一定要用干净水源清洗餐具,清洗餐具的污水不能重复使用。

- 到固定地点大小便，不在水源周边 50 米内制造污染。

◆ **蔬菜瓜果要洗净** 瓜果在种植、采摘、运输和销售等环节中都可能沾染许多细菌、病毒和寄生虫卵，同时还可能有大量农药、化肥的残留。

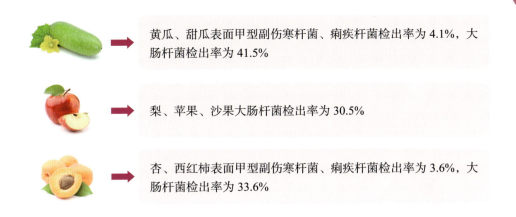

黄瓜、甜瓜表面甲型副伤寒杆菌、痢疾杆菌检出率为 4.1%，大肠杆菌检出率为 41.5%

梨、苹果、沙果大肠杆菌检出率为 30.5%

杏、西红柿表面甲型副伤寒杆菌、痢疾杆菌检出率为 3.6%，大肠杆菌检出率为 33.6%

肉眼看不见的微生物体积虽小，但致病性却很强，可引起肠道传染病或中毒。所以，生吃瓜果、蔬菜时，一定要记得清洗干净。

- 条件允许时，可用食用消毒剂充分浸泡 30 分钟，再反复冲洗后食用。
- 没有消毒剂时，应尽量用流水冲洗干净。
- 对于可以削皮的瓜果，建议尽量去皮后食用。

◆ **食品要烧熟煮透再吃** 没有熟透的食物中可能含有未被杀死的细菌、病毒、寄生虫和未破坏的毒素等，使用后会引起肠道传染病、食物中毒或寄生虫感染等。

◆ **剩饭剩菜要热透再吃** 剩饭剩菜在冰箱里隔夜存放或在室温下放置过久后，饭菜中的致病菌会大量繁殖，如果不彻底加热再吃就会致病。

◆ **生熟食品分开加工** 生食上的细菌、寄生虫卵会污染熟食，危害人体健康。因此，生熟食品要分开放置和加工，避免生熟食品直接或间接接触。

◆ **不吃变质、过期食品** 腐败变质的食物对人体健康是有害的。变质食物不但带有使人难以接受的味道，其营养价值也显著降低，还可能引起食物中毒。所以，变质的食品不能食用。

· 选购食物的注意要点 ·

- 食品特有的色、香、味、形等方面有无异常改变。
- 包装食品有无确切生产厂家名称、地址、生产日期和保质期。
- 购买散装熟肉、豆制品,应该看一下销售点是否有有效的保质措施,如冷藏柜(箱)或防止食品被污染的措施(玻璃罩)等。
- 不要从流动摊贩那里购买散装熟肉、豆制品等。

◆ 学会看食品标签

我国《预包装食品标签通则》和《预包装特殊膳食用食品标签通则》规定食品包装上必须有食品标签。食品标签上必须标明食品名称、配料表、净含量、制造者名称、生产地址、生产日期、保质期和／或保存期、执行标准等内容。

· 食品标签要看 6 个方面 ·

- 条形码
- "名称"与其"配料"是否相符合
- 生产食品企业
- 注意净含量
- 生产日期、保质期
- 食品的热量和营养素

某豆腐制品营养成分表

项目	每100克	营养素参考值(NRV,%)
能量	391 千焦	5
蛋白质	8.0 克	13
脂肪	5.0 克	8
碳水化合物	4.1 克	1
钠	6 毫克	0

了解食品中各种营养含量,聪明选择,自我限制

远离成瘾行为

远离烟草

吸烟有百害而无一利，一根点燃的烟能释放4000多种有害物质，60余种致癌物。我国吸烟人数超过3亿，更有7.4亿不吸烟者遭受二手烟危害。每年死于吸烟相关疾病的人数超100万。部队官兵吸烟率为50%～90%，吸烟已经严重影响官兵的健康及战斗力生成。

◆ **烟草的危害主要包括**

- 吸烟者肺癌发病是常人8～12倍，喉癌是8倍；还会导致多种慢病高发。
- 缩短寿命，每根卷烟夺去7分钟寿命。
- 爱人、孩子等被动吸烟者受到的危害是主动吸烟者的3～4倍。
- 破坏肺功能、降低肺活量、军事技能下降、战斗力下降。
- 加剧环境污染，室内抽烟与不抽烟的PM2.5浓度可相差4.5倍。
- 影响经济发展，危害健康导致生产力下降，医疗费用上升，滋生腐败。

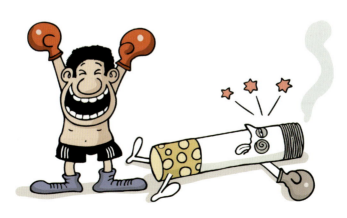

◆ **戒烟后的健康获益**　烟草是人类健康的第一大杀手，所以最好不吸烟。吸烟者在任何年龄戒烟都会获益，且越早戒越好。

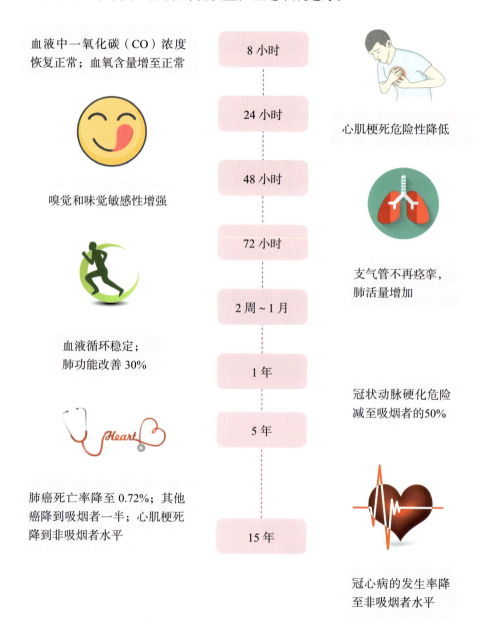

时间	健康获益
8小时	血液中一氧化碳（CO）浓度恢复正常；血氧含量增至正常
24小时	心肌梗死危险性降低
48小时	嗅觉和味觉敏感性增强
72小时	支气管不再痉挛，肺活量增加
2周~1月	血液循环稳定；肺功能改善30%
1年	冠状动脉硬化危险减至吸烟者的50%
5年	肺癌死亡率降至0.72%；其他癌降到吸烟者一半；心肌梗死降到非吸烟者水平
15年	冠心病的发生率降至非吸烟者水平

◆ **如何戒烟**　戒烟可采取直接戒断或逐步减量的方式，也可以在医生的指导下戒烟。

对于有较强意志力的基层官兵来说，建议直接戒断，尤其是吸烟时间不长的战友。

4D 戒烟法：

- **做其他事情**（doing something else）：分散注意力。
- **深呼吸**（deep breathing）：做 3 次缓慢的深呼吸来放松身心。
- **喝水**（drinking water）：小口喝水，这样使得嘴里有东西占据。
- **延迟点烟**（delaying lighting up）：吸烟渴求会在 3～5 分钟后消退。

饮酒的危害

酒的主要成分是乙醇，经肝脏代谢为乙醛，乙醛对肝脏有害。饮酒会造成很多严重后果，中国每年死于酒精中毒的人数超过 11 万，占总死亡率的 1.3%。

◆ 酗酒的危害

■ **酗酒有害健康**：大量饮酒的危害仅次于烟草，会对人的多个系统造成不同程度的危害。

1. 中枢神经系统，首当其冲是大脑。
2. 消化系统，直接刺激黏膜，导致溃疡、胃炎、出血、癌变。
3. 刺激胰腺，引发急性胰腺炎，30%～60% 的胰腺炎与喝酒有关。
4. 肝脏是酒精的"化工厂"，57.7% 的脂肪肝、酒精相关性肝炎、肝硬化、原发性肝癌均与饮酒有关。
5. 造成精神损害，对心血管系统、呼吸系统、血液系统、内分泌系统和生殖系统也会造成明显影响。
6. 过量饮酒还会造成诸多社会影响，如影响工作；造成冻死、摔死等意外伤害；酒后闹事耍酒疯导致家庭失

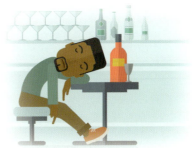

和；发生交通事故、违法犯罪等。

■ **酗酒危害社会**：饮酒后情绪易激动，乱发脾气，判断力和控制力不佳，容易出现家庭矛盾。而且还会酒后误事，耽误工作。长期酗酒还会导致意志消沉，影响形象。酒都是由粮食酿造的，酗酒还会导致粮食浪费。除此之外 1/3 以上的交通事故的发生与酗酒及酒后驾车有关。所以说，酗酒危害社会。

中央八项规定
全军十项规定

严格遵守部队禁酒令规定，令行禁止。

拒绝毒品

◆ **什么是毒品**　毒品是指鸦片、海洛因、吗啡、大麻、可卡因以及国家规定管制的其他能够使人成瘾的麻醉药品和精神药品。

吸毒会使人体免疫功能下降，容易患上肝炎、艾滋病等传染性疾病；损害大脑功能，易产生焦虑、紧张，甚至错觉和强迫行为。任何毒品都具有成瘾性，一旦成瘾，应立即进行戒毒治疗。

◆ **远离毒品"十不要"**

■ 不要因为遇到不顺心的事而以吸毒消愁解闷。

■ 不要放任好奇心。

■ 不要抱侥幸心理。

■ 不要结交有吸毒、贩毒行为的人。

■ 不要在吸毒场所停留。

■ 不要相信吸毒是"高级享受"的谣言，吸毒一口，痛苦一生。

■ 不要接受吸毒人的香烟或饮料。

■ 不要听信毒品能治病的谎言。

■ 不要虚荣，以为富人才吸得起毒。

■ 不要盲目效仿吸毒者，也不要崇拜吸毒的"偶像"。

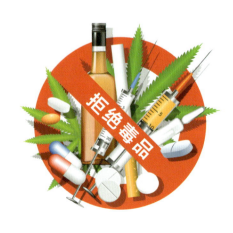

性与生殖健康

性健康常识

性,不仅是男女两性在生物学上的差异,如性腺和内外生殖器官不同,还包括性别、性别认同、性取向、性欲,是个体生存和人类延续的必要条件。

◆ **性发育与性征的表现**

■ **男性：** 主要是青春期发育和第二性征（10～13岁）。

睾丸和阴囊增大,阴茎增长变粗。

阴茎勃起渐多,第一次遗精出现,15岁左右精液中含有成熟精子,具有生殖能力。

■ **女性：** 青春期和第二性征比男性早两年（8～12岁）。乳房、子宫阴道发育,出现月经。

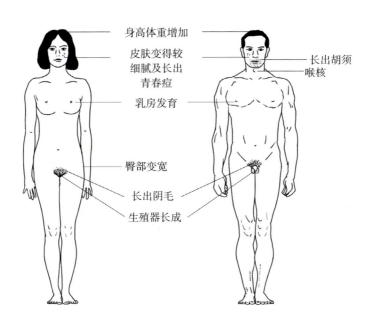

◆ 性生理变化

■ **阴茎勃起**：阴茎勃起是男性正常的生理现象，尤其是熟睡时阴茎会自然勃起。

长期未接触异性，见到心仪的异性，有时不能自控的勃起，也是正常现象。阴茎及周围皮肤受到刺激或看具有性描写或性暗示的刊物、电影时，阴茎也常会发生不自主勃起。

■ **射精**：精液是一种黏稠的、灰白色或略带黄色的液体，由5%精子和95%精浆组成，其中精浆主要由前列腺液、精囊液等组成。射精激发后是不可逆转、无法阻挡的。

■ **遗精**：遗精是男人成熟的标志，通常每2周左右1次，间隔略长或略短，属正常现象，不必担忧会"伤元气"。

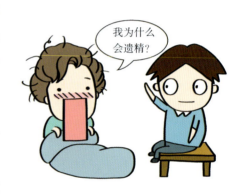

在睡眠做梦时遗精称为"梦遗"，也被战友们俗称为"跑马"；清醒时遗精称为"滑精"。

判定遗精是否过于频繁，其界定标准为第二天是否会出现头晕、乏力、腰背痛等症状。

为避免遗精过频，战友们可将精力集中在训练、学习上，闲暇时应多参加文体活动，戒烟限酒，不穿紧身内裤，不看淫秽信息等。

遗精后应尽快去厕所小便，冲走尿道内残留精液，并及时清洗阴茎，同时清洗内裤、床单，并充分晾晒。

■ **月经**：月经初次来临（初潮）标志着女性性成熟，此后每月1次从子宫中排出血液及碎片的现象都是正常的月经现象。一般的月经周期为28～30天，提前或推迟7天均属正常，每次持续2～7天。

月经来潮前或在经期出现的不适感和下腹疼痛，称痛经。在女性中是一种常见的症状，表现为疲乏无力、头痛、烦躁。一般症状不超过3天者可不予治疗，若超过3天，应重视消除紧张和焦虑，并注意休息和睡眠，疼痛难忍时可按医嘱辅以止疼镇静药物。

月经期间，建议不参加剧烈运动，避免劳累，避免接触冷水，不吃生冷食物，保持心情舒畅，注意经期用品卫生，并避免不洁性行为。

▪ **外生殖器官的日常清洁**

男性：

男性应经常清洗阴茎和阴囊，一般2～3天清洗1次。有条件的话，可以每天清洗。清洗时，应上翻包皮推到龟头后，将包皮垢、龟头和冠状沟一并清洗。

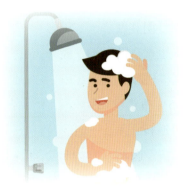

清洗前，需保证双手清洁，避免污染阴茎，尽量不用香皂和沐浴液清洗。清洗时，应注意切莫玩弄阴茎，以免诱发手淫。还应用刺激性小的香皂清洗阴毛及大腿内侧，以保证阴茎周围清洁。

应选择穿着宽松的棉质内裤，并定期更换。有条件的话，可以每天更换。在训练及运动过程中，应注意保护好睾丸。

女性：

女性应保证每天用温水清洗外阴。清洗时，使用的水、盆、毛巾不能混用。

使用公共厕所时，尽量不使用坐便器。

注意经期卫生。

生殖健康常识

优生重点着眼于人口质量，是指人为采取措施，使出生的孩子具有优良的体力和智力遗传素质。

◆ **生育的全过程**　生育的全过程包括受精、着床、妊娠（胎内发育）和分娩（出生）4个阶段。

▪ **受精与着床：** 女性卵巢产生卵子，男性睾丸产生精子。健康的精子和卵子，通过性交方式在女性体内形成受精卵，继而形成胚泡，胚泡通过与子宫黏膜相互作用而侵入子宫内膜着床成功。

■ **妊娠和分娩**

● 妊娠期女性会出现闭经、早孕反应（恶心呕吐、食欲缺乏、乏力挑食等）、基础体温升高、乳房增大及尿频。

正常妊娠期为40周（280天），不足38周分娩为早产，超过42周分娩为过期妊娠。

● 分娩方式一般分为自然分娩和剖宫产两种，为保证母子平安，提倡在医院进行分娩。

■ **避孕与不孕**

● 可通过一定的药具、手术或禁欲达到避免怀孕、节制生育的目的。常用避孕方法为宫内节育器、类固醇类避孕药、外用避孕药具（避孕套）、绝育术、自然避孕法（计算安全期）。

在选择和使用避孕套时应该注意：应使用在有效期内、无破损、大小合适的安全套，并坚持在每一次性生活的全程正确使用。性生活后，要检查安全套有无破裂或脱落，若有破裂或脱落，要立即采取紧急避孕措施。

避孕套的使用方法：

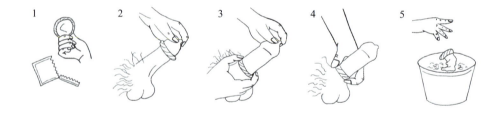

女性排卵日一般在下次月经到来前14天左右，将排卵日前5天和后4天，加上排卵日共10天称为排卵期，女性在这10天很容易受孕。

● 不孕，一般指在夫妻规律性生活1年，且未采取避孕措施的情况下，而没有怀孕。若出现此类情况，应到正规医院进行检查，在查清男女双方的健康状况后，可结合自身情况及时进行辅助生育。

◆ **影响优生的因素**

■ **遗传因素**：指父母的基因传给了下一代，大多都是经过严格选择的优秀基因，但也有变异的可能，会导致遗传病的出现，尤其是近亲结婚的遗传病发病率会明显增高。

- **有害生物**：包括病毒、细菌、寄生虫，孕期如感染，易导致胎儿畸形甚至死胎。
- **射线和噪声**：会影响胎儿的身体发育和听力等功能，容易生出残疾婴儿。
- **有害化学品或药物**：主要包括重金属（铅和汞）、劣质化妆品（激素）及对胎儿有已知或未知影响的药物等，可导致畸胎，甚至死胎。
- **烟草**：男性吸烟，会对精子活力和数量影响很大，且容易生出患儿甚至出现畸胎；女性吸烟或吸二手烟，容易导致胎儿早产、流产或生出先天性畸形的婴儿。
- **酒精**：酒精不仅对精子和卵子影响很大，还会造成胎儿发育迟缓和智力障碍，还会导致胎儿内脏及四肢畸形，生出畸形儿。

◆ 怎样才能生个健康宝宝

- **主动婚检**：把好优生第一关，避免遗传病。有遗传病者应接受生育咨询与指导。禁止直系和三代以内的旁系血亲结婚。国家妇幼保健机构免费提供检查。内容包括婚前医学检查、婚前卫生检查和婚前卫生咨询，必查项目包括：法定传染病、较重的精神疾病、生殖系统畸形、先天性遗传疾病、血常规及尿常规。婚检不是强制性的，但可帮助双方了解健康状况，发现可能影响婚育的疾病和问题，提高婚姻质量和促进安全孕育。国家和社会提倡和鼓励男女双方主动接受婚前检查。

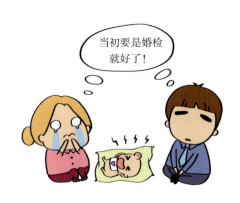

- **把握最佳生育年龄**：一般认为，女性在 24~29 岁为最佳生育年龄，18 岁前及 35 岁后的生育，都会对母子健康有一定的影响。男性的最佳生育年龄是 25~35 岁，此阶段精子质量较好，应尽量不超过 35 岁生育。
- **做好身、心准备**：体质不佳，情绪不稳、压抑或精神受刺激时，均不宜受孕。应做好营养物质筛查和补充，孕前 3 个月夫妻双方和孕后 3 个月的

孕妇都应补充叶酸。

■ **戒烟戒酒**：父母在孕前半年至一年及孕后均应严格戒烟戒酒，并且远离吸烟环境，切勿抱有侥幸心理，否则有可能生出畸形孩子而抱憾终生。

■ **定期孕检**：怀孕12周开始第一次孕检，怀孕过程中一共要进行5次产检，监测孕期健康，发现母子健康隐患，在医生指导下科学处理。

■ **尽量避免有害因素**：备孕双方和孕妇应避开辐射及噪声等有害环境，尽量避免各类病毒、细菌感染，不服药或少服药，必须服药也要在医生的指导下进行。

常见的性与生殖健康担忧

◆ **同性恋**　同性恋是一种性取向偏差，简言之就是对相同性别的人在性爱、心理、情感及社交兴趣上有明显好感，并有同性性行为。虽然同性恋是自然界客观存在的现象，但却不符合大众的道德准则，导致此类人群存在极大的隐蔽性和危害。同时，同性性行为极易传播性病，尤其是艾滋病，营区是以男性为主的特殊群体，很少接触异性，也相对容易出现这类现象。

正确认识：积极学习科学的性知识，掌握与异性接触的正确方法，树立起正确的恋爱观，对异性有正确美好的憧憬，避免过度手淫，避免受外界及周围不良同性因素影响，尽量不涉猎同性题材的电影和宣传片，坚守原则底线。

◆ **担忧性和生殖能力**　由于广大官兵多数处于性发育及旺盛期，容易受到社会不科学广告的影响，比如过度夸大"包皮过长、精索静脉曲张、手淫、阴茎短小"等，从而忧虑自己的性能力。其实以上原因均不是导致性与生殖能力下降的直接原因。

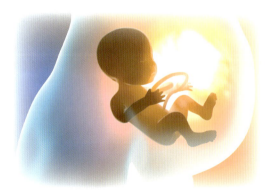

■ **包皮过长**：应经常清洗阴茎和龟头，保持卫生，如有条件可做包皮环切手术。否则龟头易感染，但不会影响生殖能力。

■ **精索静脉曲张**：精索静脉曲张是日常生活及训练中常

见的一种病症。它并不是导致生殖能力下降的直接原因，但会影响正常工作执勤，也应尽量预防，应尽量避免长期一个姿势站立，也可经常用温水或手按摩外阴部，促进局部血液循环。

■ **阴茎短小**：是指勃起时阴茎长度 < 6 厘米，非勃起状态 < 3 厘米，不过不用过分担心，今后的性生活和生育能力与阴茎长短无关。

■ **性自慰（手淫）**：性自慰是一种自然和普遍的行为，适度性自慰本身并无害，既不涉及道德问题也不影响身体，但对它产生过分的内疚感、耻辱感和恐惧感对心理健康有害。在性自慰过程中，接触性器官时，要保证与阴茎接触物品的清洁，并及时清洗；性自慰过频危害较大，可引起慢性前列腺炎、四肢无力和焦虑失眠，甚至影响婚后性生活，一般每月最多不超过5次；防止过度手淫，需要官兵提高自控能力，适当分散注意力，注意个人卫生，必要时可寻求心理疏导。

◆ **恐惧性病** 有些战友不讲卫生，或是体质过敏，偶尔感觉阴茎和睾丸周围瘙痒，甚至有肿胀感，就担忧自己得了性病。还有一些战友在休假或外出时，有不洁性行为，回来总担忧染上了性病。

正确认识：最重要的是避免不安全性行为，无论是同性还是异性间，均易感染性病，如自制力较差，发生性关系也一定要使用安全套，这是对双方负责的最后红线；只要无性乱行为，发生性病的概率就很低。平常注意卫生，应经常更换内衣裤，如出现阴囊有触痛感、出现肿块和皮疹，应及时就医。

◆ **性梦** 性梦就是在睡眠中，出现裸体的异性，与异性接吻、拥抱，或被异性爱抚、性交等，有时会伴有遗精。它是青春期性成熟的一种正常心理现象，它不是心理上的病态或者变态，更不是道德品质的败坏。性梦过于频繁多是由于劳累过度、性自慰频繁、内裤太紧、泌尿系统炎症、膀胱胀满或睡前饮酒等因素引发所致。

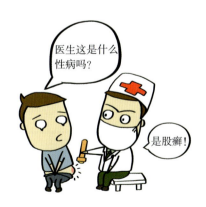

正确认识：战友们不必感觉有了性梦自己就是肮脏的、龌龊的。刻意控制性梦往往会加剧性梦的频繁发生，应积极学习性心理常识，拥有一颗阳光的心。

◆ **异性交往恐惧症** 异性交往恐惧症是一种社交障碍，一方面潜意识中有接触异性的强烈愿望，但又不敢与异性对视，更不敢与异性交谈，紧张情绪加剧。

正确认识：各级领导不应该谈"性"色变，应加强健康正确引导，这种对异性的兴趣并不会耽误工作训练，尊重而有教养地与异性交往；交往时受到挫折，不应该冷嘲热讽，应积极鼓励，克服害怕心理，增强自信心，逐渐养成与异性交往自如大方。

◆ **婚前性行为** 目前支持和反对的声音各半，但在营区环境中，仍不提倡婚前性行为。这是因为婚前性行为可能会带来以下影响：

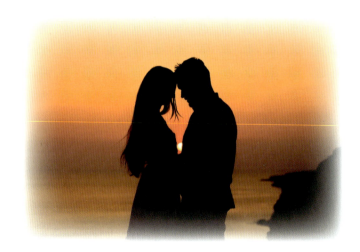

- 会给今后婚姻造成一定的影响，如猜疑对方是否有此行为，处女情结，片面性能力的理解等。
- 因不了解卫生常识，性行为后生殖器感染，甚至造成不良心理压力，导致性功能障碍。
- 最严重后果可能是未婚先孕，又不能合法结婚，人工流产对女方伤害很大，严重影响两性双方的身心健康，甚至导致女方的不孕不育。

参与营区环境治理

环境与健康息息相关，保护环境，促进健康。人类所患的许多疾病都与环境污染有很大关系。部队官兵每个人都应随时保持营区卫生，不乱扔果皮、纸屑和杂物，定时清扫室内外卫生，保护环境不受污染。部队的环境卫生主要包括：食堂卫生，厕所卫生，垃圾箱卫生和营区卫生。

食堂卫生

- 食堂内不随地吐痰。
- 保持餐桌卫生，不乱放杂物。
- 餐饮垃圾及时清理至特定垃圾桶，不能随意丢弃。
- 安全有序进出食堂及选餐，减少碰撞造成的洒落。
- 严格遵守部队相关规定和食堂管理规定。
- 餐饮管理人员及工作人员应按食堂卫生标准操作。

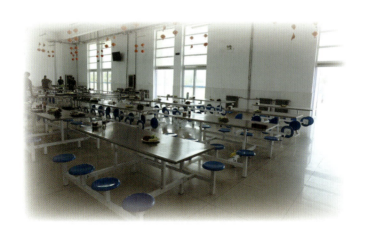

厕所卫生

- 不要在厕所内随地吐痰、乱扔垃圾。
- 不要在厕所的墙壁、隔板上乱涂乱画。
- 做到防蝇、防蛆、防臭、防渗漏，粪便要进行无害化处理。

- 大小便池随时冲洗。
- 及时清理厕所内的纸篓垃圾。
- 遵守厕所相关管理规定。

垃圾箱卫生

垃圾箱是暂时贮存垃圾的专用卫生设施。垃圾管理不好，不仅影响营区美化，而且易滋生蝇蛆、蟑螂、鼠类而传播疾病。垃圾箱须使用方便，易于清理、密封，能防蚊、蝇、鼠类进入。垃圾处理做到日产日清，自行处理时，宜采用掩埋法，并保证土层厚度不得小于10厘米。

- 丢弃垃圾时一定要倒至垃圾箱内，不要撒在箱外。
- 液体垃圾一定封好口再扔进垃圾箱，以防洒落。
- 明确垃圾分类，并有序投放。
- 发现箱内垃圾有满溢和散落情况，及时清理。
- 不要随便将垃圾箱变换位置。
- 不随意破坏、涂污垃圾箱，保持清洁。

营区环境卫生

- 全体官兵都应学习和遵守《内务条令》和部队卫生管理制度。
- 卫生划区负责，每日清扫，每周大扫除。
- 室外道路平整，沟渠畅通，无积水，无蚊蝇滋生。
- 养殖圈应每日清扫、冲刷，并将畜粪进行无害化处理。
- 积极参加爱国卫生月活动，及时消灭蚊蝇、蟑螂、老鼠，维护好环境卫生，防止疾病发生和蔓延。
- 分散采暖的营房，必须设立值班员管理锅炉，定时通风很重要，预防火灾和一氧化碳中毒。
- 卫生检查制度，通常班每日、中队每周、大队每月组织检查一次，团以上单位每季度或重大节日组织检查评比。

04

军事训练健康保护

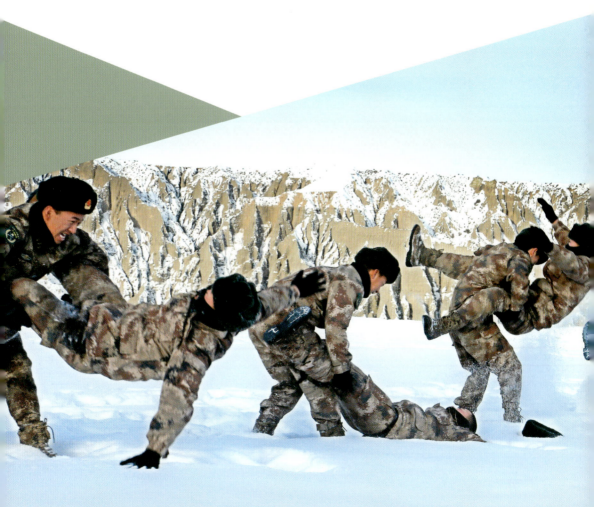

军事训练伤概述

军事训练是和平时期提高战斗力的基本途径，是军队履行职能的重要保证。通过科学的训练，可以提高训练成绩，并可有效地预防军事训练伤病的发生。

定义

军事训练伤是因军事训练直接导致参训人员的组织器官功能障碍或病理改变，简称"军训伤"，包括训练性损伤和训练性疾病。

分类

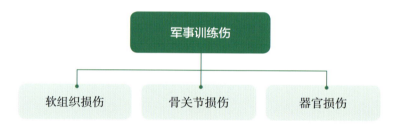

发生原因

◆ **受训者** 作为参训的主体，下列因素与军事训练伤的发生关系密切。

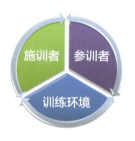

■ **身体素质：** 包括力量、速度、耐力、柔韧、准确、灵敏、平衡。

入伍前，经常参加体育运动的人，这六方面的素质会比较好，在训练中发生训练伤的概率也会相对较低。

■ **体型体重：体重过大者**，身体受自身重力作用的影响，对韧带、肌肉等形成更大力量的牵拉，更易造成运动损伤；**体重过轻者**，缺乏肌肉、韧带和肌腱的强有力保护，在参加负重过大的训练时也易造成伤病；**身材矮小**

者，在队列行进过程中，为保持与团队同样的移动速度，容易出现肌肉拉伤和发生应力性骨折。

■ **身体结构：**如足弓可以对人体运动起到缓冲保护的作用，但扁平足易导致应力性骨折的发生。

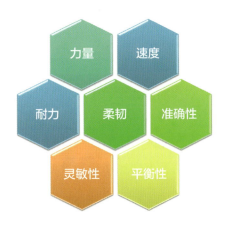

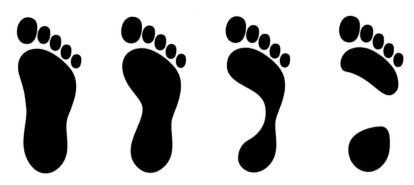

■ **骨密度与强度：**骨密度关系到骨的硬度和韧性。骨密度低易发生应力性骨折。

■ **心理状态：**对训练的内心认可程度影响训练的情绪，紧张、焦虑及厌训等，均易导致训练伤病发生。

■ **动作要领掌握程度：**在摔擒、擒敌拳、战术、器械等训练过程中，动作要领掌握不到位，也易造成训练伤发生。

■ **疲劳：**疲劳是人体的一种保护机制，长期处在疲劳状态下进行高强度的训练，容易发生损伤。

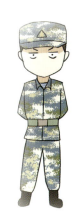
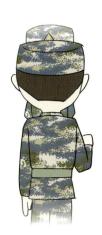
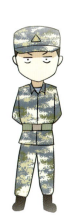

◆ **施训者** 主要是指连长、排长和班长。

在训练过程中,施训者应当根据训练大纲,较为合理地安排训练项目和强度,在训练过程中详细讲解动作要领。这些都对预防军事训练伤起到重要的作用。

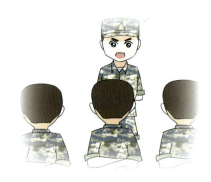

◆ **环境因素**

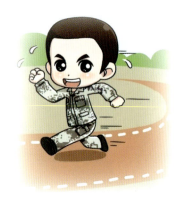

■ **训练场地**:《部队军事训练保护规定》第十二条规定:单双杠、跳马等训练项目的沙坑,沙子厚度必须达到30厘米,并需及时翻松。未经修整的场地或野外土路凸凹不平,对震荡吸收差,作用于下肢的应力增加;而较柔软的场地(如草地)虽能减少冲击力,但容易导致膝、踝关节扭伤。

■ **训练鞋**:新型训练鞋鞋底较厚,有较好的减震性能,可较好地保护足跟(大多数人以足跟负重行走),可减少疲劳性损伤的发生;高腰作战靴,可充分固定脚踝部,避免踝部扭伤。

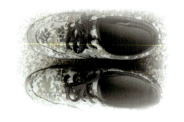

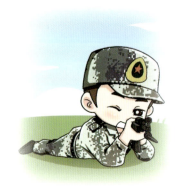

■ **季节天气**:北方冬天异常寒冷时,地面硬度增大,人对外界的敏感性下降,如进行剧烈运动,易造成拉伤、扭伤、冻伤等训练伤病。高温天气易使人疲劳,注意力下降,烦躁不安,容易造成中暑等训练伤病。

军事训练伤的预防原则

合理的饮食、足够的睡眠、阳光的心态、充分的准备活动与放松运动、训练中保护员的配备和训练场地和器材设施的定期维护都是减少训练伤最有效的措施（饮食、睡眠和心理部分的内容将在相关章节进行介绍）。

训练前准备活动

在训练前进行充分的准备活动可以激活肌肉和神经，有助于提高训练成绩，最大限度地预防损伤。

◆ **活动形式**　在耐力或力量训练之前，进行原地跑、慢跑、动态拉伸活动或柔体操等。

◆ **活动时间**　夏天持续 10~15 分钟；冬季 15~20 分钟。

◆ **活动标准**　活动到所有要训练的关节、韧带和肌群，以微出汗为准，心率应循序渐进达到 120 次/分钟。

·热身训练常用动作·

前弓步拉伸、斜向弓步拉伸、侧弓步拉伸、侧向弓步蹲、后向交叉步、髋关节外摆、小马垫步、侧向交叉部步、前后高抬腿跑、侧向高抬腿跑、转身跑或高抬腿直线跳等。

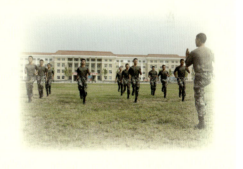

训练后放松运动

在进行高强度训练后，不可立刻停下来，必须规范进行放松运动，以防训练性晕厥及局部肌肉酸痛等病症。

- ◆ **活动形式**　进行慢跑、慢走及静态拉伸练习。
- ◆ **活动时间**　持续约 10~20 分钟。
- ◆ **活动标准**　心率降低到每分钟 100 次以下并不再大量出汗为止。

·静态拉伸练习·

针对大腿前侧、大腿后侧、大腿外侧、大腿内侧、小腿后侧、臀部、髋前部、躯干和全身进行必要的拉伸。

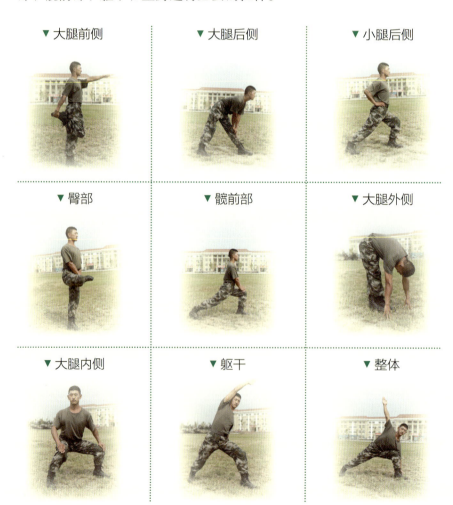

训练后注意事项

- 注意补水,少量多次。
- 失水严重时要补充淡盐水,预防脱水和体内电解质代谢紊乱。
- 剧烈运动后不能立即用冷水洗头或洗澡。
- 大量出汗时应注意防寒保暖。

训练中保护员的配备

- **需保护的科目** 器械训练、障碍训练等。
- **保护员选择** 保护员需具备快速反应能力,有较好的军事素质,充分掌握科目动作要领,并对可能出现的事故具有预判能力。

保护员人数应合理、充足,站位及采用动作需科学,进行保护工作时需保持注意力集中。

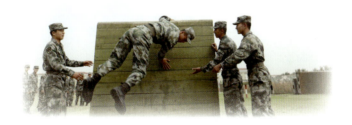

训练场地和器材设施的维护

在进行场地器材维护时,一定要认真,避免在训练过程中造成战友及个人受伤。

- **训练场地** 应保持场地平整、坚实、无杂物,且具有一定湿度;沙坑中沙子厚度不低于 30 厘米,并应保持松软。
- **训练器材** 器材应安放牢固,高低调节适宜,木马应水平放置,双杠底座不得暴露于地面之上。

军事训练伤初步救治原则

◆ **现场早期处理原则**

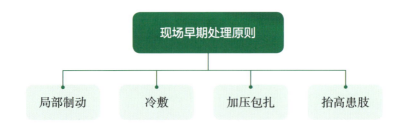

◆ **安全转移伤员**

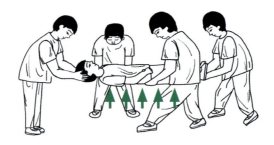

◆ **寻求军医诊治**

一旦受伤,除了急救处理,还应尽快联系医生进行专业诊治,以免贻误救治的最佳时机。

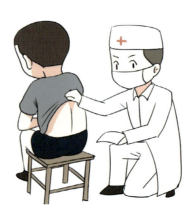

训练中的自我监控

自我监控是在军事训练中，自己观察、了解个人身体健康和功能状况，并进行相应训练强度、训练方法和训练内容调整的方法。通过自我监控，战友们可以判断个人的身体状态，当出现身体不适感时，应及时汇报，经医务人员确诊后，遵从医嘱考虑停止训练或调整训练安排，以预防训练伤病和严重后果的发生。训练监控应从**主观感觉**和**客观检查**两个方面进行。

主观感觉

包括个人感受、训练心情、食欲情况和身体反应。

◆ **个人感受** 感觉精力充沛、全身充满力量，属于正常；如果感到精神萎靡不振、软懒无力，或倦怠、容易激动，则要考虑是否过度疲劳或有生病前兆反应，应及时报告。

◆ **训练心情** 如果对训练产生好感，或训练后心情愉快，这是正常的；如果对训练不感兴趣，甚至有厌烦情绪，要注意找到原因：是否训练方法不当，是否过分疲劳？

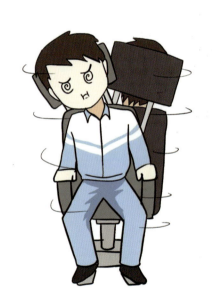

◆ **食欲情况** 注意训练期间食欲变化情况，食欲持续低下提示训练过量，或者还有其他原因。

◆ **身体反应** 如果在训练后出现头痛、头晕、恶心、气喘或腹痛等躯体症状时，可能提示机体难以承受目前的训练量。

客观检查

◆ **清晨脉搏** 大多数成年人脉搏为 60～80 次/分，但经常参加运动者，安静时脉搏频率较为缓慢，这是心脏功能提高的表现。在训练期，每天早上醒来先不要起床，在床上保持安静状态测一分钟脉搏，做好记录。若在比前一天高出 5 次以上，**应适当降低训练强度或减量**。随着训练水平提高，心脏功能增强，清晨脉搏会逐渐下降。

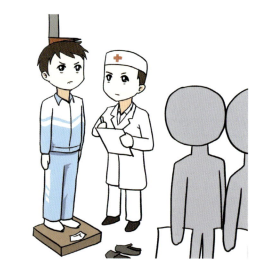

◆ **体重** 参加训练后，体重变化大约可分 3 个阶段：

■ **第一阶段：** 锻炼初期，对于身体较胖者，体重会明显下降，这是由于锻炼使身体失去多余的水分和脂肪所致，这一阶段持续 3~4 周或更长时间。

■ **第二阶段：** 是体重稳定阶段，大约可持续 5、6 周。

■ **第三阶段：** 由于长期锻炼，身体上的肌肉会逐渐发达起来，体重也会适当地增加一些，人也会变得更加健壮。

若体重持续上升或下降应予以关注。

◆ **训练成绩** 通过对训练项目的成绩测验，可以了解一个人身体素质和运动能力的水平及变化情况。正常情况下，若出现运动成绩连续下降等现象，则要分析原因，很可能是过度疲劳导致身体功能下降的表现。

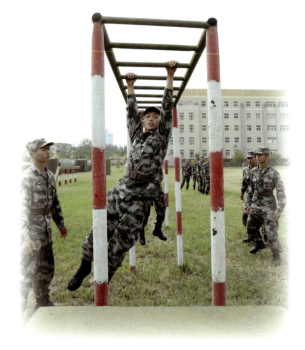

软组织损伤处理

软组织损伤分为开放性软组织损伤和闭合性软组织损伤。开放性软组织损伤是指伤口与外界相通,包括:擦伤、刺伤、切伤和撕裂伤等;闭合性软组织损伤多为间接暴力所致,受伤部位较深,皮肤和黏膜无裂开,常见有水泡、扭伤、挫伤、肌肉拉伤、挤压伤等。在处理软组织损伤时,闭合性软组织损伤常采取先冷敷、后热敷、抬高患肢、局部加压等处理;如有开放性损伤,立即止血,防止污染,及时就医。

擦伤

擦伤是皮肤受摩擦导致皮肤表面损伤,是开放性软组织损伤中最轻又最常见的一种。多见于匍匐前进等战术训练中被地面擦伤、擒敌训练时摔倒擦伤和训练器械摩擦伤等情况。

处理方法 去卫生室、卫生队处理。

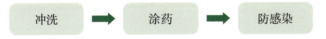

冲洗 ➡ 涂药 ➡ 防感染

- ▶ 按照要求穿作训服,防止训练擦伤。
- ▶ 根据伤口大小、深浅,减少剧烈活动,注意保护伤口。
- ▶ 结痂后,切忌伤口反复破裂,尤其关节部位的大面积皮肤擦伤,避免引起感染或形成较大的疤痕。

水泡

由于训练,导致皮肤表层与深层之间充满组织液而形成水泡。通常会因穿着新鞋、鞋码稍大或训练时间过长等原因形成。

处理方法

抽液体 ➜ 寻求军医帮助，用空针头抽出液体

保护水泡 ➜ 用小纱布或创可贴盖在水泡上，每天更换

防感染 ➜ 用红霉素软膏等涂在已经破皮水泡表面

· 预防措施 ·

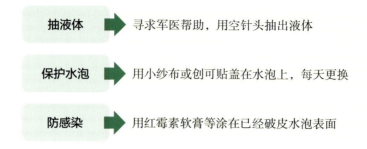

◆ 换新鞋后，可用创可贴、软皮垫或护垫贴在后跟等部位，也可涂上一点凡士林。

◆ 在运动前，先洒一点干燥粉在脚底，能减少湿度以预防水泡的发生。

◆ 在训练时，可在鞋内放一层防滑的鞋垫，也可穿两双袜子（最里面穿一双薄袜，外面再套一双普通的运动袜）。

◆ 穿大小合适的鞋。

肌肉拉伤

多见于大腿、上臂和腰部肌肉。主要是由于训练前准备活动不充分、训练量过大或肌肉疲劳、僵硬所致。

处理方法

◆ 肌肉拉伤后应立即停止训练。

◆ 适当抬高受伤肢体。

◆ 受伤 24 小时内进行局部冷敷，以减轻疼痛及肿胀。

◆ 24 小时后进行热敷或按摩，增进血液循环，促进恢复。

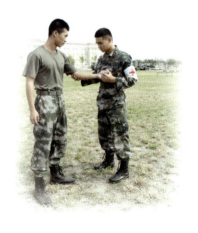

撕裂、撕脱伤较为少见，若出现应立即到卫生队就诊。

冷敷方法　用冰袋、冷水或自来水冲泡，每次时间在 15～20 分钟，间隔 30 分钟，6 小时后每隔 4 小时 1 次。**24～48 小时**内切忌热敷或搓揉。

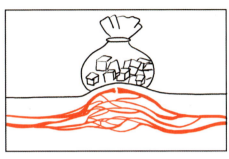

冷敷时要注意，冰块不要直接接触皮肤且冷敷时间不宜超过 15 分钟。

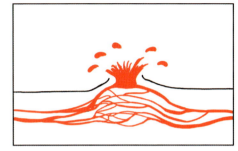

不要在开放的伤口或擦伤处使用冰敷疗法。

热敷方法　将热水袋等敷于受伤部位，每次 20～30 分钟，每日可进行数次，要防止烫伤。热敷温度控制在 50～60℃，也可用毛巾将热水袋包好使用，避免直接接触皮肤。

腰背肌筋膜炎

又称慢性腰肌劳损，主要指腰骶部肌肉等软组织的慢性损伤，是慢性腰腿痛中常见的疾病之一。

预防措施

◆ 尽量避免寒冷、湿热的生活环境，不要坐卧湿地，训练出汗后或雨天执行任务后，应及时擦拭身体，更换干爽衣服。

◆ 天冷时注意局部保暖，可在睡觉前用热水袋暖腰。

◆ 剧烈运动前，要做好准备活动。保持正确的坐、卧、行姿势，若需腰部用力时，应经常做松弛腰部肌肉的体操和佩戴护腰。

◆ 加强腰腹锻炼，使肌肉及韧带处于健康的状态，减少发生劳损机会。

· 自我按摩 ·

- 坐在椅子上，双目平视前方微微闭合。双脚张开与肩部同宽，适当放松全身。
- 搓擦腰骶部，将双手掌放置腰部两侧，适当的从腰骶部搓擦30～50次，使腰部略感发热。
- 拳揉腰骶两侧，双手握拳，将拳头的掌指关节分别放置腰部两侧，适当地从腰部往腰骶部按揉40次左右。
- 按摩腰部两侧，双手叉腰，拇指分别放在腰部两侧，其余四指放在腰部外侧，从腰部向腹部进行按摩。

· 腰背肌锻炼方法 ·

▼"小燕飞"式

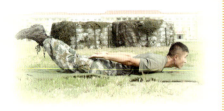

▼"猫"式

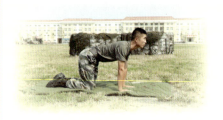

▼"骆驼"式

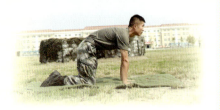

▼臂、腿交替伸展

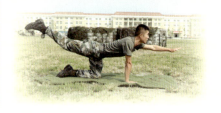

▼ 臀肌伸展　　　　　▼ 局部卷曲

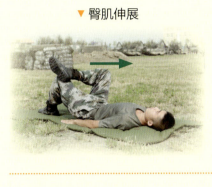
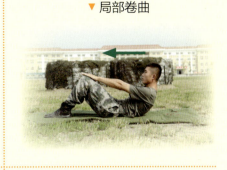

▼ 伸展运动　　　　　▼ 侧板式

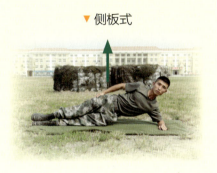

胫骨骨膜炎

主要表现为小腿疼痛，多发生于执勤岗位战士。主要因日常训练少，站立体位较多，机体协调能力较差，在特定时期突然加大训练量而导致炎症。

·预防与处理·

◆ 训练前做好准备活动，增强小腿适应力，避免突然加大运动量，不要在毫无准备的情况下直接进行大强度训练。

◆ 尽量避免在太硬或凹凸不平的场地训练。

◆ 注意掌握训练的动作要领。

◆ 在训练后，做小腿自我按摩和热水浴，以便放松肌肉，消除疲劳。

◆ 骨膜炎疾病发作时，切忌在小腿痛点用重手法摩擦，以免刺激骨膜引起反应性增厚，延长治愈时间。

骨与关节损伤防护

疲劳性骨折

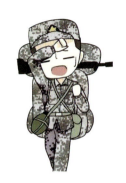

多发生于 5 公里越野、长途行军、正步训练期间,胫骨、腓骨、股骨是主要损伤部位。主要原因与动作要领掌握不到位、训练后休息不足有关。

· 预防措施 ·

掌握正确的动作要领,跑步动作要领为:

◆ 行进时,重心前移。

◆ 跑步时,注意全身放松,膝关节要保持一定夹角。

◆ 若疼痛持续两周以上不缓解或突然出现剧烈疼痛,应及时到卫生队就诊。

暴力所致骨折

◆ **第一掌骨基底部骨折**
多见于前倒、擒敌中摔倒、拳击训练。主要原因是未掌握动作要领或动作变形所致。

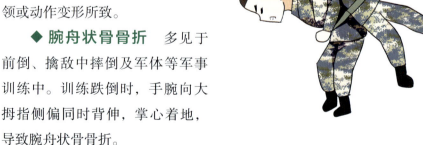

◆ **腕舟状骨骨折**　多见于前倒、擒敌中摔倒及军体等军事训练中。训练跌倒时,手腕向大拇指侧偏同时背伸,掌心着地,导致腕舟状骨骨折。

◆ **肱骨内脚踝撕脱**　多见于前倒和木马训练时,前臂若过分向身体外侧外展,前臂屈肌肌群的骤然收缩可将肱骨内脚踝撕脱。

·预防措施·

◆ 掌握动作要领，提高自我保护意识。

◆ 学会防止损伤的自我保护动作。

◆ 在前倒或意外摔倒时，双臂紧贴身体两侧，着地时前臂屈曲，五指并拢，拍掌着地。

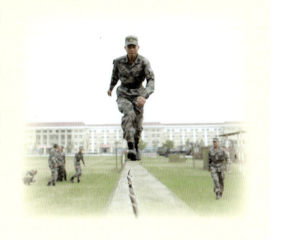

关节扭伤

多见于擒敌训练。擒拿格斗中双方通过掰、压、拧、踏等方式使对方的肘、膝及膝以下各关节超出其正常活动范围，使对方丧失活动能力，过程中易发生关节损伤。损伤的部位依次是：肘、腕、指、膝及踝关节等处，肩、髋等大关节也偶有发生。

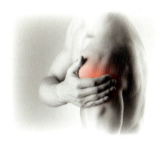

处理方法　制动休息。轻度关节扭伤采取固定即可；较重者应寻求军医帮助，遵从医嘱进行理疗，口服消炎止痛、舒筋活血药物。

·预防措施·

◆ 重视训练前准备活动，使身体处于良好状态。

◆ 加强自我保护意识、应急能力和身体柔韧性的素质训练。

◆ 注意按要求穿着护具；严禁带伤训练。

关节脱位

主要出现在单双杠、擒敌训练项目中，多发生于肩关节。

处理方法

◆ 发生肩关节脱臼，及时到卫生队进行复位，复位后不要急于训练。

◆ 需要制动 3 周左右，修复受损的关节囊、周围肌肉和韧带等软组织。

◆ 若反复脱臼形成习惯性脱臼，需要到医院进行手术。

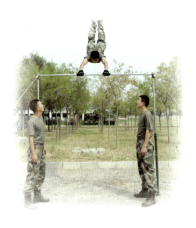

· 预防措施 ·

◆ 听清动作要领，严格按照训练要领做动作。

◆ 克服恐惧心理，防止动作变形。

◆ 做好准备活动，使关节及附近肌群得到充分预热。

◆ 保护员在单双杠训练时，要认真负责。

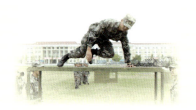

跑步膝

亦称髌腱炎，股四头肌力量太弱、膝关节过度内旋和不适合的跑鞋，都是导致跑步膝的重要原因。

处理方法

◆ 急性期应停止训练，减少膝盖负重活动，抬高患肢。

◆ 疼痛明显时，用小冰块或浸过冷水的毛巾进行冷敷，每天 2～3 次，每次 5～15 分钟；24～48 小时后对患处进行热敷或自我按摩。

◆ 整个治疗和恢复过程大概持续 4～6 周。如果在两周内伤痛仍不见减缓，需要寻求军医的帮助。

·预防措施·

◆ 尽量在柔软平坦的地面跑步。
◆ 如果训练鞋鞋底磨得太薄,要及时更换。
◆ 做好热身活动,尽量拉伸腿部肌肉。

使用椅子、长凳或其他高度固定物体,将脚跟放在上面,勾脚尖;保持背部伸直,从髋关节向前倾斜身体直到感觉腿部后侧有牵伸感;保持动作 30~60 秒,然后换另一侧腿,重复相同动作,每侧腿牵伸 2~3 次。

◆ 加强股四头肌的力量练习,可以选择以下方法:

● **马步静蹲**　保持 5 秒,重复 20 次,保证膝盖的方向在第一脚趾和第二脚趾之间。

● **单脚站立**　站在台阶或箱子上,一只脚缓慢下落,保证膝盖的方向在第一脚趾和第二脚趾之间,重复 20 次。

网球肘

多见于警棍训练、劳动强度较大的施工及军体训练科目中。

处理方法

◆ 及时到卫生队就诊,进行固定,较轻者经休息可自行缓解。
◆ 早期可在前臂肌腹处缠绕弹性绷带,可减轻症状。
◆ 可进行自我按摩。按摩手法,采用推揉手法缓解前臂伸肌的痉挛、止痛。而后在肘关节附近的痛点用点压及揉按的手法消肿消炎止痛。

·预防措施·

◆ 训练前做好热身运动及肘部揉搓按摩,使其处于良好的运动准备状态。
◆ 保持良好的体力,避免局部直接或间接创伤。
◆ 出现不适症状,应停止训练休息。
◆ 伤情严重者,寻求军医帮助,遵医嘱进行制动。

训练相关疾病的防护

运动性肌肉痉挛

肌肉痉挛俗称抽筋，是一种强直性肌肉收缩不能缓解放松的现象，可分为夜间肌肉痉挛和肌肉的热痉挛。夜间肌肉痉挛指在任何静态情况下的痉挛，多发于小腿和足部肌群；肌肉热痉挛与体内水盐失衡有关，多发于小腿后部、大腿前侧和脚底的肌群。

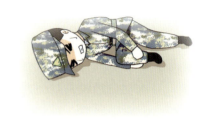

发生原因

● 在寒冷的环境中运动，准备活动不够充分或冬季户外活动时受到冷空气的刺激。

● 过度疲劳时，肌肉中乳酸堆积，刺激引起肌肉收缩。

● 大量出汗使体内的盐丢失过多，肌肉兴奋性增高。

● 情绪过度紧张或者饭后立即运动造成胃痉挛或肌肉、肌腱受伤导致肌肉痉挛。

● 严重腹泻、呕吐，造成体内电解质的丢失。

处理方法　应立即停止训练，向肌肉收缩的相反方向做缓慢、持续性伸展以拉长痉挛的肌肉。

◆ 当大腿前侧的股四头肌抽筋时，可屈膝抓住足背处将脚跟尽量往臀部靠，拉伸大腿前侧的肌群。

◆ 小腿后侧肌群发生痉挛时，可以伸直膝关节，勾起脚尖，双手握住脚底，向上伸展。

◆ 处理时要注意保暖，伸展时注意用力要均匀、缓慢，以免造成肌肉拉伤，同时可配合局部按摩。

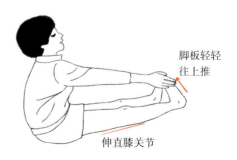

脚板轻轻往上推

伸直膝关节

◆ 如果肌肉痉挛的时间很长，则在伸展肌肉后，考虑使用热敷来放松肌肉，或以冷敷来降低疼痛。

◆ 如果经常发生肌肉痉挛，则检查是否过度疲劳，是否水分和电解质丢失过多，或是否有其他疾病等。

· 预防措施 ·

◆ 加强身体适应能力，提高体能水平，尤其应提高肌肉对温度的适应能力和肌肉耐力。

◆ 运动前必须做好准备活动。对活动肌群进行伸展，尤其是容易发生抽筋的肌肉可事先做适当按摩。

◆ 根据季节做好防护工作。冬季进行训练时要注意保暖。夏季训练，尤其是进行剧烈运动或长时间运动时，需意补充淡盐水。

◆ 疲劳和饥饿时不要进行剧烈运动；运动时要尽量放松心情。

◆ 不穿过紧的服装或护具运动，维持正常的血液循环。

◆ 经常发生肌肉痉挛者，可在晚上临睡前用酒精、红花油或松节油按摩易抽筋部位。

运动性腹痛

运动性腹痛是指在训练中或训练后，在排除腹部其他疾病的前提下，出现的以腹痛为主要表现的运动性疾病。训练性腹痛部位多不固定，有钝痛、胀痛、痉挛性疼痛等多种表现，多见于5公里长跑、越野跑和野营拉练训练中。

发生原因

◆ 训练前准备活动不充分，训练时运动速度过快。

◆ 身体素质较差或初次参加训练者，难以适应剧烈运动。

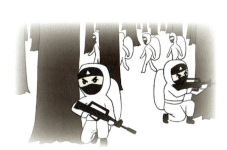

◆ 未掌握正确的呼吸方法，采用急促、表浅的呼吸方式，以致呼吸肌收缩过于频繁，从而出现疼痛。

◆ 训练前吃得过饱，吃了易产气或难消化的食物，腹部着凉，空腹或肠内硬结粪便刺激等。

处理方法

◆ 训练中发生腹痛时，首先不要紧张害怕，可以减慢运动速度，调整呼吸与运动的节奏；用手按压疼痛部位，或弯着腰跑一段距离，一般的腹痛可以缓解或消失；如果无效，则应立即停止训练、适当休息。

◆ 用手指掐点足三里和内关穴。

内关穴：手臂内侧中间，腕横纹上缘三横指处。

足三里：胫骨外侧，膝跟下约四横指处。

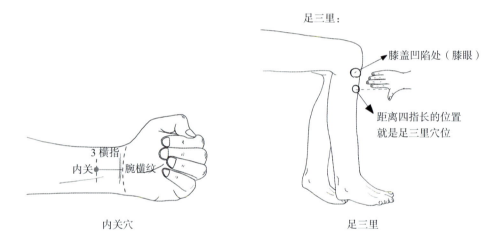

内关穴　　　　　　　足三里

◆ 经上述处理无效时，应寻求军医或卫生员的帮助。

· 预防措施 ·

◆ 加强全面身体训练，提高身体及器官功能水平。

◆ 做好训练前的准备活动，训练后的放松活动。

◆ 合理安排饮食和训练时间，饭后须经过一个半小时以后才能参加比较剧烈的运动。

◆ 过饥或过饱情况下均不宜训练，训练前或训练中途也不宜大量喝水。

◆ 训练中要注意呼吸节奏，参加中长跑要合理分配速度。

◆ 若因慢性疾病而出现腹痛的战士，应及时就医检查。在疾病未痊愈前参加训练的战士，应接受医学指导，并且在治疗期间的训练量不宜过大，时间不宜过长，更不要勉强去参加剧烈的训练。

训练性晕厥

多见于剧烈训练后立即停下来或军事考核前过分紧张，在训练中吸气后憋气使劲时。通过适当休息和必要的医疗处理，训练性晕厥多可纠正且不留任何后遗症，也不影响以后的军事训练。

处理方法

◆ 判断晕厥者呼吸和心跳是否正常，如呼吸心跳停止，应立即进行急救，并请军医或卫生员进行处理。

◆ 防止意外伤害，应使晕厥者平卧，足部略抬高，头部放低，松解衣领，注意保暖，用热毛巾擦脸，自小腿向大腿做反复的推摩。

◆ 如果不苏醒，立即掐压人中穴，并及时请军医或卫生员进行处理。

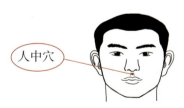

人中穴

鼻唇沟中点，上嘴唇沟的上三分之一与下三分之二交界处，急救昏厥要穴。

◆ 在苏醒前，不能给任何饮料或药物。

◆ 如有呕吐，应将晕厥者的头偏向一侧。

◆ 醒后可给热饮，并注意休息。

· 预防措施 ·

◆ 坚持科学系统的训练原则，避免过度疲劳、过度紧张等状况。

◆ 平时要坚持体育锻炼，增强体质，提高健康水平。

◆ 重视训练前的热身运动和训练后的放松运动，下图为常用拉伸方式示意图。

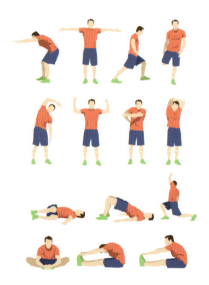

◆ 高温、高湿或无风条件下训练时，要及时补充糖、盐和水分。

◆ 久蹲后不要骤然起立，要慢慢立起来。疾跑后不要立即站立不动，应继续慢跑，并做深呼吸。

◆ 一旦有晕厥的征象时，应立即俯身低头，以免昏倒。

运动性血尿

多发生于长途武装奔袭、野营拉练和强度较大的体能训练之后。

处理方法

运动性血尿是人体对超负荷运动代偿不良的一种表现，通常休息3～7天后便有所好转，并会慢慢恢复正常。

对运动性血尿应正确对待。一般经过恢复后，运动性血尿不会留下后遗症，因此不必恐惧。

> **·预防措施·**
>
> 训练要循序渐进，避免过度训练，特别是在突击训练和强化训练时，不可逞强。
>
> 注意训练鞋的鞋底厚度，过薄需要及时更换。
>
> 不断提高个体身体素质，增强适应性。
>
> 在训练中注意适当补充水分。

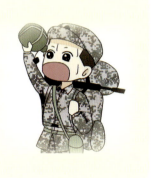

训练性低血糖

多发生于 5 公里长跑、越野长跑、长距离拉练等。低血糖的主要表现如下图。

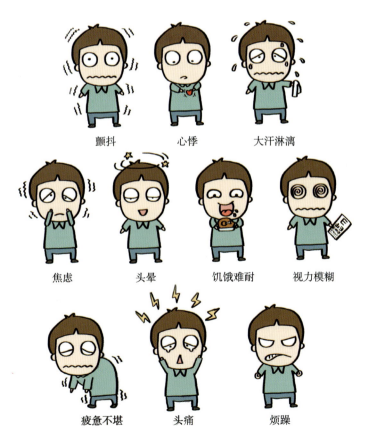

颤抖　　心悸　　大汗淋漓

焦虑　　头晕　　饥饿难耐　　视力模糊

疲惫不堪　　头痛　　烦躁

发生原因

◆ 长时间剧烈运动需要能量，如果在体内血糖大量消耗和减少时，不能得以及时补充，便可发生低血糖。

◆ 训练或军事考核前情绪过分紧张，引起胰岛素分泌量增加，也是低血糖的诱因。

处理方法

◆ 出现训练性低血糖反应时，应立即停止训练，并平卧保暖。

◆ 神志清醒后，喝糖水或吃少量食物，一般经短时间休息后上述症状可逐渐消失。

◆ 若出现昏迷或休克，可掐点人中、合谷等急救穴，如不见效，应迅速送医院或医务室请医师处置。

· 预防措施 ·

◆ 缺乏训练基础或体质虚弱者，在空腹饥饿时，不要参加长时间剧烈的训练。

◆ 参加长时间训练或长距离跑步时，可在中途喝些含糖饮料或食用巧克力。

训练性高血压

由于过度训练或过度紧张，引起的一过性血压增高的现象，称为训练性高血压。

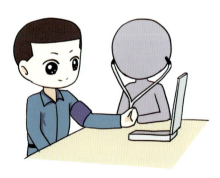

· 预防措施 ·

◆ 了解自身情况,有原发性高血压和青年性高血压等,要事先向班长汇报,避免出现意外。

◆ 训练过程中,严格遵守训练安排,不可逞强,一旦出现不舒服感及时汇报。

◆ 认真做好放松运动和整理运动。

◆ 遵守一日生活秩序,保证充足睡眠、营养充分。

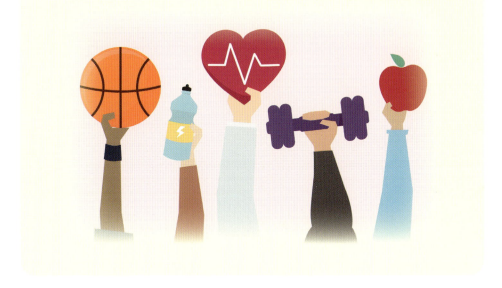

训练性疾病范围很广,除上述常见的几种外,还有运动性哮喘、中暑、冻伤等,但只要在训练中遵循科学训练保护原则,就能有效预防训练性疾病。

> 运动太多和太少,同样的损伤体力;饮食过多与过少,同样的损伤健康;唯有适度可以产生、增进、保持体力和健康。
>
> ——亚里士多德

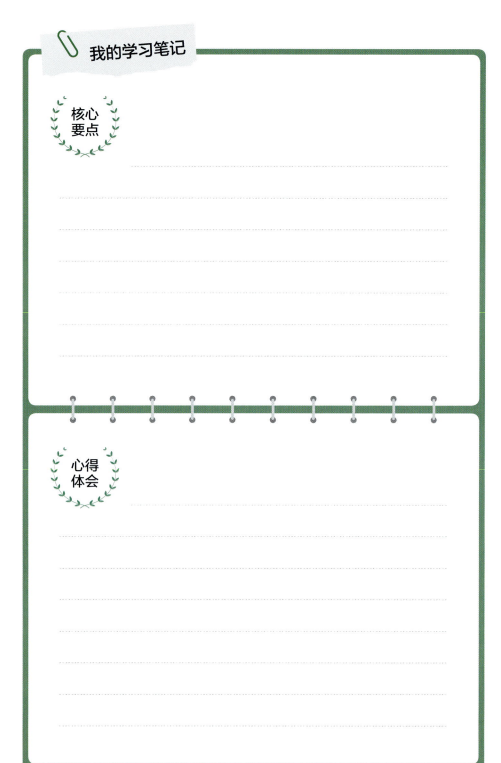

05
军人心理健康维护

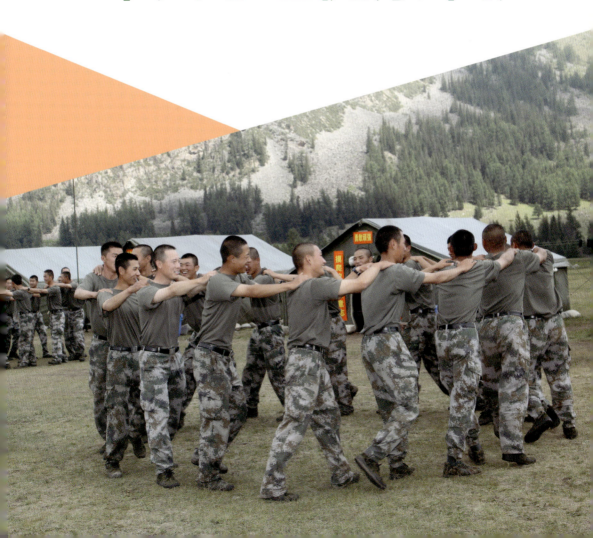

心理与健康

心理总是给人一种神秘感,不少战友也认为心理不可捉摸。例如在下图中,两条平行线在发射状图形的背景中会给人并不平行的感觉,大部分人无法解释这种现象,进而产生神秘感。但其实心理并没有人们想象得那么神秘。那什么是心理呢?

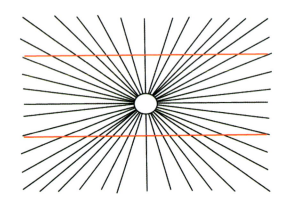

心理是人们在实践活动中,大脑对客观事物的主观能动反映。心理的物质基础是大脑,通俗地讲,大脑对我们每天所听到、看到、遇到的一切事情都会产生的思维和看法,这就是心理。

人在面对生活事件时,心理活动可以通过表情、神色、动作表现出来,但心理活动的表现存在个体差异。

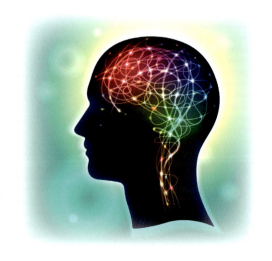

军人心理健康标准

部队职能特殊，管理严格，生活封闭，训练艰苦，还要承担各种急、难、险、重及繁杂的任务，有些任务还需长期坚守。这些职业特点都对军人的心理素质提出了更高的要求。因此，了解心理健康的标准是军人具备过硬心理素质的前提。

具体标准包括：

- 智力正常。
- 心理行为符合年龄特征。
- 人际关系和谐。
- 情绪积极稳定。
- 意志品质健全。
- 自我意识正确。
- 有良好的适应能力。

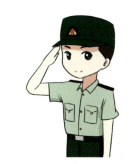

维护军人心理健康的作用

- 有利于促进个人身心健康。
- 有利于促进军事训练和学习。
- 有利于促进对军队环境的适应能力。
- 有利于预防过激行为和犯罪。
- 有利于提高部队的战斗力。

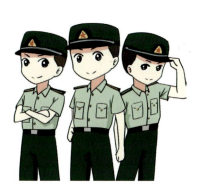

> 百病生于气也，怒则气上，喜则气缓，悲则气消，恐则气下，寒则气收，炅则气泄，惊则气乱，劳则气耗，思则气结。
> ——出自《素问·举痛论》

心理健康的四种状态

依据不同的认知、情绪及行为表现,心理健康程度可分为心理健康、一般情绪、心理问题和心理障碍。

◆ **心理健康** 是指个体的日常行为基本与其价值观、道德水平和人格特征相一致,能够恰当地评价自己、应对日常生活中的压力、有效率地工作和学习、对家庭和社会有所贡献。

◆ **一般情绪** 是指个体由某事件引发的焦虑、紧张、害怕、担忧、烦躁等情感表现,可能引起睡眠、食欲改变。这种状态只局限于引发事件本身,反应不强烈,持续时间短暂,没有明显影响到个体的社会功能,可通过自我心理调节得到解决。

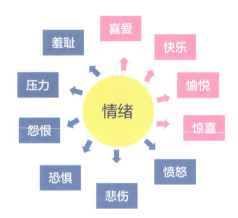

◆ **心理问题** 指个体由于生活事件引发的情绪失衡或行为改变,表现为焦虑、抑郁、恐惧等情绪,学习、工作、生活等社会功能受到一定影响。这种变化持续时间相对较长(一般持续1个月以上),自我心理调节若不能明显缓解或改善,一般可通过专业的心理咨询得到解决。

◆ **心理障碍** 也叫心理紊乱,是指个体由于生理、心理或社会原因而导致的各种异常心理、异常行为或异常人格特征。可分为感知障碍、记忆障碍、思维障碍、情感障碍和意志障碍等类别,包括抑郁症、焦虑症、强迫症、人格障碍、性变态等。

常见不良情绪

抑郁是一种忧愁、担心、思虑过度的情绪反应。表现为吃不下饭、睡不好觉、忧心忡忡、伤心、空虚、无助等。

焦虑是一种对预期自觉不愉快或担心、害怕的情绪反应。表现为脉搏加快、血压升高、出汗、四肢震颤、烦躁。

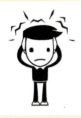 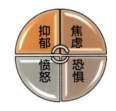 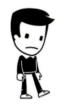

愤怒情绪由弱到强可分为不满、生气、怒气、大怒和暴怒。表现为心跳加快、血管扩张、心律紊乱，甚至猝死。

恐惧是不能应对和处理突如其来的危险事件时所产生的情绪反应。表现为头晕、恶心、呕吐、自残、攻击他人等。

不良情绪是疾病的温床

由不良情绪引发的精神紧张、忧郁、悲伤、矛盾、恼怒、烦躁等，会不同程度地影响生理状态，使内分泌失调、免疫力降低，躯体出现病理性反应，如高血压、糖尿病、冠心病等疾病，也会产生抑郁症等心理障碍，甚至可导致精神病。因此，在发现自身有不良情绪时，应主动对情绪进行调控，尽快恢复心理健康。

抑郁症和焦虑症是两种常见的心理疾病

精神疾病是指生理、心理、社会等因素导致的大脑功能失调，表现为认知、情感、意志和行为等精神活动混乱，自知力缺失。常见的主要有精神分裂症、情感性精神病、反应性精神病。精神疾病需要找精神科医生进行专业治疗。而心理问题、心理障碍、精神疾病是可以预防和治疗的。其中以抑郁症和焦虑症两种病症最为常见。

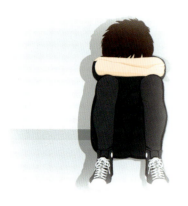

◆ **抑郁症** 患者出现心情压抑、愉悦感缺乏、兴趣丧失，伴有精力下降、食欲下降、睡眠障碍、自我评价下降、对未来感到悲观失望等表现，甚至有自伤、自杀的念头或行为，持续存在 2 周以上。

◆ **焦虑症** 突然或经常莫名其妙地感到紧张、害怕、恐惧，常伴有明显的心慌、出汗、头晕、口干、呼吸急促等躯体症状，严重时有濒死感、失控感。

短期的或一过性的抑郁和焦虑情绪，可通过自我调适或心理咨询予以缓解和消除，不用过分担心。如果怀疑自己患有抑郁症和焦虑症，不要有羞耻感，要主动就医。同时，我们也应做到不歧视抑郁症和焦虑症患者。

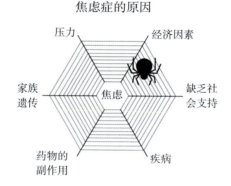

焦虑症的原因

◆ **精神疾病** 指生理、心理、社会等因素导致的大脑功能失调，表现为认知、情感、意志和行为等精神活动混乱，自知力缺失。常见的主要有精神分裂症、情感性精神病、反应性精神病。精神疾病需要找精神科医生进行专业治疗。

心理问题、心理障碍、精神疾病是可以预防和治疗的。

军人常见心理问题

适应、压力问题

- 部队生活环境不适应。
- 逆反部队管理、教育方式。
- 体能差、训练苦累不适应。
- 更换岗位不适应。

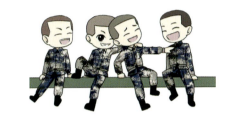

自我意识问题

- 自我认识、评价与实际情况之间的差距。
- "理想自我"与现实自我有差距。
- 自卑、自负心理。

人际关系问题

- 以"自我"为中心。
- 做不到宽容与换位思考。
- 缺少知心朋友。
- 与他人交往平淡且困难。
- 社交恐惧。
- 孤独和猜疑。

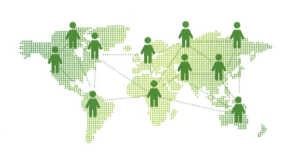

性与恋爱问题

- 性意识的困扰。
- 性行为心理困扰。
- 失恋、单恋等问题。
- 性伤害后的问题。

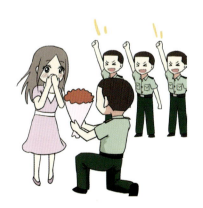

心理问题产生的原因

军人心理健康受个体心理素质、社会生活事件和部队生活、工作、训练、任务等多因素的影响。

个体素质

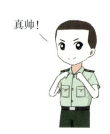

个体认知水平是心理问题产生的主要原因。除此之外，与个人的人格特征（如神经质、强迫性、精神质等人格）和个性缺陷（孤独内向）也有关系。

成长环境

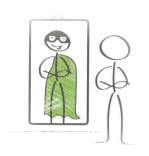

个体成长中，来自父母的爱与适当的教育方式、学校的教育、社会和部队的支持与鼓励，让个体建立起信任感和安全感，并保证了心理的健康发展。因家庭环境和教育不当引发问题的较多，其中以生活在溺爱型、暴力型、单纯注重学习成绩型家庭的孩子，最为容易出问题。

生活事件

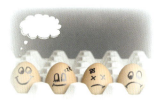

遇到生活事件（重大伤害、亲人亡故等）时，人会产生强烈的心理应激反应，只要及时调控认知和行为，过一段时间即可恢复。反之，个体则会出现程度不等的心理问题。

人际关系

部队的人际关系是在官官、官兵、兵兵之间互相交往中所形成的心理关系，是个体社会化、保持心理正常发展的基础和必要条件。那些自我、自私、孤独的个体，人际关系紧张，缺少朋友，看谁都不顺眼，跟谁都怄气，心理特别容易出现问题。

部队生活环境

军营生活管理严格、纪律严明，环境封闭，使用互联网和手机受限，不能自由聚会，有时还得挨批评，如果不能正确认识与积极应对，较容易产生心理问题。

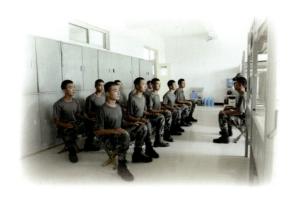

部队训练环境

艰苦繁重、单调重复、复杂高难、近似实战的军事训练，容易引发怕苦怕累、枯燥厌倦、畏难退缩、紧张担忧的心理。有的战友会因训练导致肌肉和关节疼痛、失眠、神经衰弱、肠胃不适和记忆力衰退等不良症状，继而引发训练疲劳、产生厌烦情绪，甚至还会出现训练事故。

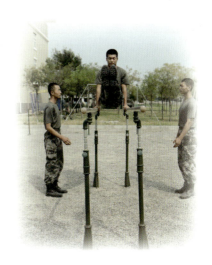

战时环境

遂行多样化军事任务具有急难险重的特点，当官兵面临生命危险时，会产生应激反应，甚至出现心理异常。危险因素的存在会使少数官兵产生过度紧张、冲动情绪、恐惧心理和行动前焦虑，甚至还有出现战场错觉和战场意志减弱等严重心理问题。

个人心理成长与健康

关注人生成长之路

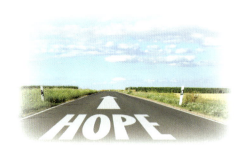

从发展心理学来看,每个人伴随着身体的发育,心理也在逐渐成长与完善。但心理的成熟与完善并不是一个自然而然的过程,由于心理发展是精神层面的事,事关一生的健康与幸福,因此需要专门关注与不断修炼。

每个人都必须依靠自己寻找生命之路,没有人可以代替,也没有人可以馈赠,只有在人生的道路上靠自己不断感悟、不断探索、不断追求,才能不断超越自我。在这条路上,会经历各种各样的伤痛,有身体上的,也有心理上的。

人无完人,每个人都需要成长,有缺点、不足是很正常的,就怕意识不到、觉察不到,即使偶有觉察,内心也不肯承认。我们应当记住:通常一个人想抗拒的,恰恰就是你需要改进的。只有我们不断反思,了解自己的性格特征及缺点不足,理性地面对自己成长中的心理、行为问题,并在生活中不断反省、改进完善,心理才能逐渐成长与完善。

面对成长和进步,客观认识和对待荣誉得失

要正确面对得失,做到"胜不骄败不馁"。取得成功时,不可沾沾自喜,骄傲于世,要再接再厉,向更高的目标努力奋斗。军人遇到挫折与失败时,不能灰心丧气,要做到不气馁、不嫉妒、不放弃。同时,要仔细总结,从中找到出现问题的原因,才能从失败走向成功。

荣誉是来自社会或组织对人们履

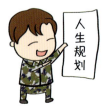
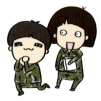

行社会义务行为所给予的肯定和褒奖。军人通过自己的努力入党、考上军校、获得外出培训机会、被确定为培养对象、立功受奖、转士官等一系列成长和进步，都是对军人努力履行义务的认可和奖励，这些荣誉是军人义务的价值尺度。

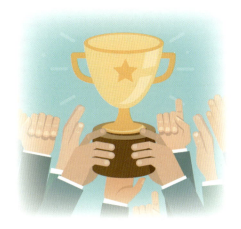

军人要有强烈的荣誉感，也要有能力正确处理个人荣誉和集体荣誉的关系。如果为了荣誉投机取巧，去争去抢，那么争取荣誉就会变成贪图名利的虚荣心。

军人要明白"追求荣誉的情怀是淡泊名利""没有立功不等于不光荣""荣誉的真谛在于为荣誉拼搏的过程"这些道理。树立国家荣誉高于一切，虚心对待自己的荣誉，心悦诚服他人的荣誉，并在努力奋斗中获得属于自己的荣誉。军人应该把崇尚荣誉作为一个特有的精神支柱，把崇尚荣誉和实际行动结合起来。

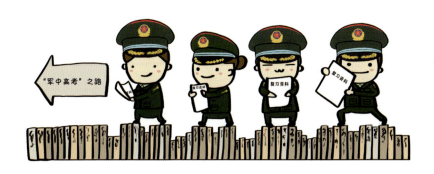

心理调节的途径

生活中遇到的不可避免的各种问题并不可怕,关键在于我们如何认识、对待这些问题。认识不同,心理状态也会不同。"行成于思",人的行为有赖于思想的先行,而思想正确与否,会直接影响着一个人的世界观、人生观和价值观。

掌握有效的心理调节途径和方法,可以提升心理健康水平。心理调节的途径包括:调控认知、构建良好的社会支持系统、确立明确目标、意义寻觅、心理行为训练等。以下几条途径供大家成长修炼参考:

- 确立目标
- 认识自我
- 意义寻觅
- 提高认知 { 正确的价值观 / 科学的世界观 / 积极的人生观 }
- 正念法
- 积极语言暗示
- 构建社会支持系统
- 心理行为训练

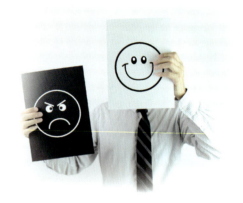

> 心态若改变,态度跟着改变;态度改变,习惯跟着改变;习惯改变,性格跟着改变;性格改变,人生就跟着改变。
>
> ——马斯洛

确立目标

目标是人生奋斗的希望和动力源泉。确立目标，要有范围、切实际、有标准、有行动，还可以适度调整。

你有一生的目标和阶段目标吗？

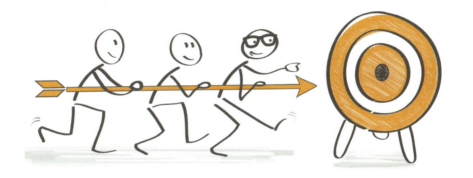

有？恭喜你，继续努力！没有？、不用自责，尽快确立！

每个人都必须面对漫漫人生路，花点时间理出清晰的答案，明确自己近期、中期、远期的目标，否则人生道路就有可能摇摆不定，甚至"走偏"。

你是自愿当兵的吗？参军是你的终身目标还是阶段目标？答案不同，其心理状态和生活质量也不同。如果不想当兵，那么训练就是负担、是痛苦；如果把当兵当跳板，那么训练就是饭碗，就难免缺乏斗志和激情，只能是应付；如果是自愿当兵，那么自然就会视训练为职责与使命，训练也就成为志向和乐趣，自然能天天快乐地训练。只有我们迅速转变角色，从当下做起，才有可能一步一步实现自己的人生目标。

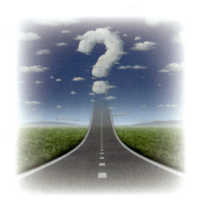

人生的理想状态是：苦、累、奋斗并快乐着！

认识自我

人贵有自知之明。正确认识自己是人生必须要做的一件事。如果我们对自己的优缺点、兴趣爱好、性格气质以及能力等没有准确的了解，就很难保持与社会和周围各种人际关系的和谐。那么，如何才能正确认识自己呢？

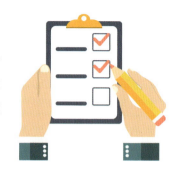

◆ **自我评价** 自己观察认识自己，静下心来认真对自己进行全方位的深度剖析。

通常的做法是连续写出 10 条对自己的深度评价，如：我是一个……的人。评价自己的优缺点。

◆ **他人评价** 由于自我评价未必客观准确，想要全面了解自己，别人就是一面镜子。找到身边真正了解自己，并能与你说真话的人，如父母、老师、上级、同事或好友等，请他们对你做出更为客观的评价。看看自己的评价和他人的评价是否一致，找出差距，不断反省、完善自己。

古人云"一日三省"，说的就是要有自我反省的意识和行动，我们现在生活节奏快，半年"一省"、一年"一省"、遇事"反省"也不失为明智之举。能意识到自己需要反省，是一个人心理真正成长的开始。更重要的是，在知道评价的差距之后，就要在实际生活中努力修炼并改正，否则反省就是做了"无用功"。认识自己不容易，但如果想要取得成功的人生，这是不可省略的一步。

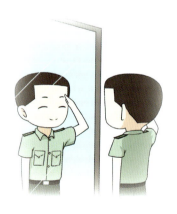

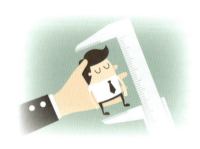

意义寻觅

一个人的自我认知决定着他的人生追求。也就是说,你明确了自己想要什么,就可据此判断你的所作所为是否有价值。新时代的军人要修炼自我认知,在为党、为国家、为人民做贡献的同时,发展自己并实现自我。

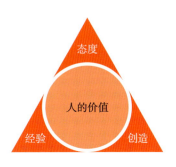

在你内心深处,对自己的职责认可吗?如果不认可,每天的训练、执勤只能被动接受,那就是负担和痛苦;如果内心认可,那么所有这些苦累都是自己的选择,是一种享受,虽然辛苦,却也能乐在其中。

就像我们的执勤战士所说:"妈妈,我在祖国的最北端为您歌唱""妈妈,我在用40码的鞋丈量国土""妈妈,您放心睡吧,有我在为您守候!"……真正快乐的人,会在自己觉得有意义的工作、生活里享受它的点点滴滴。

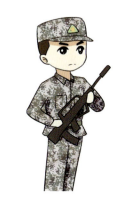

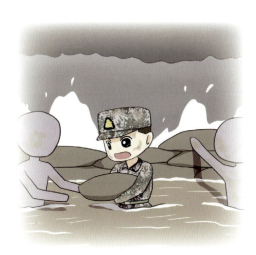

正向思维

俗话说："天有不测风云"。生活不可能总是一帆风顺，当我们遇到各种挫折、失意、痛苦或不幸时，最好能坦然面对，接受不可改变的事实或现实，并用理性信念进行自我调节，采取积极行动，使自己尽快走出困境，保持良好心态和状态。

想要保持良好的心态，有一个小小的诀窍，那就是：

所有的事，要正面看。

所有的话，要正着说。

有这样一个故事：有个老太太，每天都闷闷不乐，有人问她为什么，她说："我有两个女儿，大女儿卖雨伞，小女儿卖布鞋，晴天我为大女儿卖不出雨伞而难过，可雨天我又会为小女儿卖不出布鞋而难过。"其实，老太太完全可以换一种思维——关注事情好的方面。比如，雨天为大女儿多卖伞高兴，晴天为小女儿多卖布鞋高兴。这样想，是不是就会天天开心呢？

本可以天天高兴的过日子，她偏偏把日子过得天天难过，这要怪谁呢？只能怪她自己。

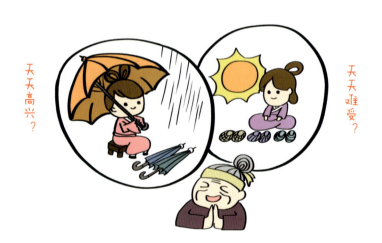

当事实改变不了的时候，我们所能做到的，只有改变自己！

调节心情的正念

我们不能左右天气,但可以改变心情!
我们不能改变容貌,但可以展现笑容!
我们不能控制他人,但可以控制自己!
我们不能预知明天,但可以利用今天!
我们不能改变事实,但可以改变自己!
我们不会样样顺利,但可以事事尽力!
我们不能延长生命的长度,但可以增加生命的宽度!

宽心谣

日出东海落西山,愁也一天喜也一天。
遇事不钻牛角尖,人也舒坦心也舒坦。
军营生活日三餐,粗也香甜细也香甜。
训练单调且枯燥,苦也乐观累也乐观。
常与知己聊聊天,烦也谈谈闷也谈谈。
选择军人愿奉献,你也好汉他也好汉。

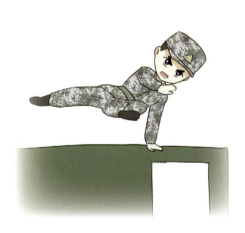
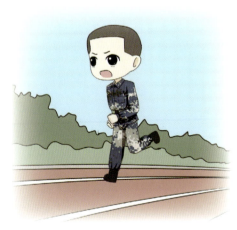

积极语言暗示

心理学上,自我语言暗示指通过主观想象某种特殊的人与事物的存在来进行自我刺激,达到改变自己思维和认知以及潜意识的目的。

积极的自我语言暗示又称自我肯定,是自己用积极的语言默默强化、有效改变自己弱点的一种心理学技巧。

"我行,我能行,我一定能行!"

让这段简洁的文字成为你积极的暗示语言吧!怎么做呢?每天早上醒来在心中默念十遍,晚上睡前再默念十遍,中午睡前加一次也可以。要认真做,要发自内心地去相信,如此做1个月、3个月、半年、一年后,看看自己有什么变化。主要从做事、完成任务时的自信、勇敢、坚强、耐力等方面来观察,相信你一定会因自己的改变而大吃一惊。

在日常生活中,经常做积极的自我暗示还能改变不少其他潜意识的负面思维,给我们带来更多的正能量。

每个人也可以根据自己的不足或弱点,自我设计积极的暗示语言,但一定要简明易记、朗朗上口。

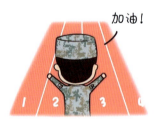
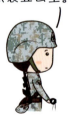
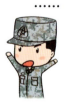

构建和谐的社会支持系统

作为一个社会人,需要跟周围的人良好相处,相互支持。在每个人的成长及生活过程中,都会遇到一些问题或挫折,当自己难以解决时,需要"周围人"给予精神、物质的援助。这些周围人就称为"社会支持系统",包括自己的亲人、朋友、同学、同事、邻里、老师、上下级等。人不能没有社会支持系统,正如"人"字的写法一样,一撇一捺方为人,单纯一撇是立不起来的。在这个系统中,互助是经常的。

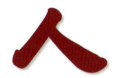

所以,在人的一生中,要不断努力构建属于自己的和谐的社会支持系统。

如何构建和谐的社会支持系统

真诚待人,尊重他人。　　平等交往,互助互利。
切忌自私,宽容大度。　　心中有爱,大爱感恩。

> 人际关系是成功最重要的因素。一个人事业的成功,只有15%是由于他的专业技术,另外的85%要靠人际关系、处世技巧。喜欢别人,又能让别人喜欢,才是世界上最成功的人。
> ——戴尔·卡耐基

适应军人角色和部队生活,建立良好的人际关系

◆ 官兵适应

主要包括入伍适应和任务转换适应。

新战士应加强部队有序的生活,熟悉环境,养成良好的习惯;加强自我心理的调节,强化角色认知,树立军人意识;保持情绪良好,有效的促进心理适应;促进和谐的人际关系,减少心理上的不适感,实现心理平衡。

军人在服役期间，任务转换是常有的事情，对新任务要在学习中逐步实现，促进心理适应，积极培养具备执行新任务的实践能力，克服任务转变中各种因素带来的心理冲突。

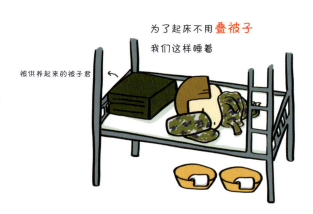

◆ **军营中的人际关系**

主要有新兵之间关系、新老兵关系和上下级关系。

▪ **新兵之间关系**：正确认知自我和他人，客观评价自己和他人的优缺点。面对比自己能力强的人，不嫉妒，虚心学习；面对自己的不足，不气馁，迎头赶上；面对自己的优势，不自满，不歧视，主动帮助需要帮助的人。

▪ **新老兵关系**：老兵要科学带兵，摒弃不良带兵习惯；要了解新兵的特点和个性，注重引导，以理服人，不以上压下。新兵要尊重老兵，服从部队管理，有问题及时按程序报告上级。

▪ **官兵关系**：官兵之间要平等相待，官兵交往要坚持官兵一致的原则，军官不能以官自居，以势压人；士兵要自觉尊重干部，服从管理，以实际行动支持上级工作。

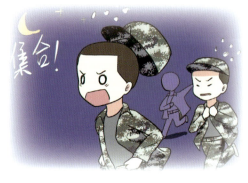
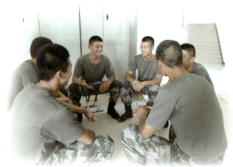

正确面对恋爱与婚姻

恋爱与婚姻不仅是青年官兵人生的崭新课题，同时也会对人生起到不可估量的作用。爱情是男女之间基于一定客观的物质基础和共同理想，在各自内心形成的最真挚的爱慕，是渴望与对方结为终身伴侣的最热烈的感情。它是由性爱、理想、责任等基本要素构成的情感体系。其中，性爱是爱情产生的自然前提和生理基础，理想和责任是爱情产生和发展的社会及精神基础，这些要素相互促进，共同推动爱情健康发展。

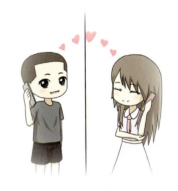

婚前做好心理准备

婚前准备不仅要做必要的物质准备，更要做好心理准备。婚前心理准备的好坏将直接影响以后的夫妻生活质量，双方要有深刻的了解和感情基础，客观的想象新生活的状态，做好新生活的心理准备，对夫妻性生活的知识有所了解。

◆ **认真审视自己，真正了解对方** 重新审视自己对结婚的态度，对所爱的人是否能忠诚不渝，是否能真正地了解对方，加深感情和理解，使恋人之间的感情达到成熟。

◆ **对婚后新生活的心理预期不可过高** 现实生活并非像蜜月一样总是甜蜜的，也会有一些不确定的因素和矛盾，这些在婚前都应该想到并有心理准备。

◆ **对独立的家庭生活要有心理准备** 婚后生活与单身生活会有所不同，要使两个人的生活和双方的亲人、朋友和同事有机地结合到一起，在这方面有所心理准备是比较好的。

◆ **对夫妻性生活的知识有所了解** 性知识的缺乏可能会对夫妻关系

产生破坏性作用。因为，婚后的性生活质量的好坏关系到夫妻的和谐与幸福，因此必须认真学习相关知识，特别要了解异性心理的一些常识，对婚后性生活有很大帮助。

维护幸福的夫妻生活

◆ **夫妻生活要互相有满足感** 维护幸福的夫妻生活，要在生理、心理、情绪、精神和道德上相互有满足感。夫妻双方要以身作则，满足彼此的合理需要，相互体谅、体贴、支持和忍让。

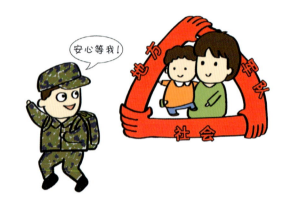

◆ **夫妻要为对方减少或消除挫折感** 夫妻婚后应设法消除和减轻对方在工作和生活中的挫折和不良情绪，夫妻生活中应相互关怀、相互扶持，促进彼此的感情。

◆ **共同解决生活中的情感危机** 夫妻在婚后生活中可能会遇到重大疾病、交通意外等危机，如遇到上述情况，彼此要充分同情、体贴和关心，并互相支持，为对方分忧解难。

◆ **夫妻生活应承担相应的职责和家务** 在婚姻中，夫妻都要认识到自己在家庭中的角色，共同教育子女，相互支持。同时，夫妻双方还要承担相应的社会职责，着眼于社会，响应国家号召，参与对社会的贡献等。

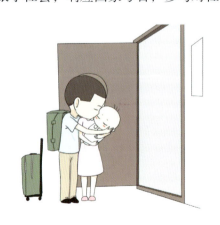

做好夫妻间的心理相容

夫妻心理相容就是在家庭中能享受甜蜜的爱情,在思想意识、情操、志向、信念、兴趣及爱好等方面能够合拍与协调。夫妻要学会处理婚姻中出现的矛盾和冲突,并能理解和谦让对方。

◆ **相互尊重** 夫妻间不要因为职位高低、能力大小而影响相互尊重。夫妻间的冷嘲热讽、讽刺挖苦,甚至打骂,将严重动摇原有的爱情基础。

◆ **相互忠贞** 夫妻相互忠贞是爱情结构中的基础。夫妻间应执着专一,不能朝秦暮楚,否则就玷污了爱情。

◆ **相互信任** 夫妻要支持对方的正常社会交往和工作,要开诚布公的交流,消除误会,加深真挚的信任。主动与爱人沟通,增进感情和信任,珍惜在家的时间,尽力为家庭做贡献。

建立快乐、健康的家庭

夫妻以积极的态度来维护快乐、健康的家庭,要努力使家庭具备以下积极的特征:

- 家庭成员要有共同的目标,并不懈努力。
- 家庭要有浓烈的归属感和凝聚力。
- 家庭要有良好的家风及传统。
- 家庭要有齐聚一堂的时间。
- 家庭要有良好的沟通模式。
- 家庭要有充满信赖的气氛。
- 家庭要和邻里同事有和睦的关系。
- 家庭要为孩子提供成长的机会。
- 家庭要尊敬和赡养老人。

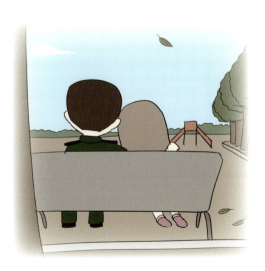

积极参加心理行为训练

在心理学原理和方法的基础上，根据身心互动理论设计和组织的一系列活动被称为心理行为训练。它实质上是一种特殊的教育过程，通过参与式体验、团体内人际的交互作用，促进个体成员认识自我、探索自我、接纳自我、完善自我，同时调整和改善个体成员与他人的关系。学习积极的态度与行为方式，从而达到生理、心理、精神之间关系的平衡与良性发展。

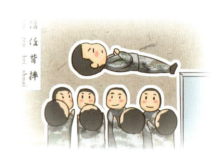

每个人都应全身心地、积极地参与部队组织的心理行为训练。如果错过了，也应参加地方组织的类似训练，要知道，为此花点时间和金钱是值得的。

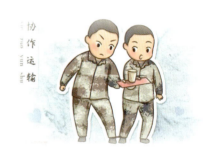

· 参加心理行为训练的意义 ·

- 参加心理行为训练是短时间内提高心理素质的途径。
- 可以预防心理问题和疾病。
- 通过参与、感悟，能尽早觉察到自己的问题。
- 认识自己，能提前进入真正的心理成长阶段。
- 和谐人际关系，意识到要构建自己的社会支持系统。
- 培养团队精神。

调节心情的 10 个方法

心理调适具体方法包括深呼吸、听音乐、绘画、阅读、运动、助人、宣泄、积极暗示及倾诉等。这里向大家介绍 10 个简单而有效的方法。在生活中，我们要善于不断寻求适合自己的有效途径和方法，以提升自身心理健康水平。

> 每天我们都会遇到各种各样的事情，生活中的喜、怒、忧、思、悲、恐、惊等都是正常的情绪表达。但是，情绪却不能任其发展，要适度控制。
>
> 实际上，人的自我心理调节能力还是很强的，我们要相信自己，只要努力掌握一些基本的知识与调节技能，一般的情绪和简单的问题我们靠自己完全可以解决。

做深呼吸

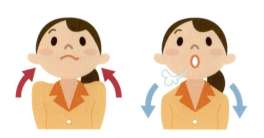

静心，闭上眼睛，深深吸一口气，之后憋住，默数"1、2、3、4、5"，然后慢慢呼出。这样可以提供足够氧气，帮助你放松和舒展身体。

当我们紧张、郁闷、烦躁，特别是睡不着时，不妨试试深呼吸。这种方法简便，走着、坐着、站着、躺着都可以做，效果不错。

提醒：如果超过 10 次还不管用，就换一种方法。

听听音乐

音乐可以让人紧张的神经得到放松。在心情不佳时，大家请听听音乐、唱唱歌，可以有助将烦恼赶走。

提示：应选择听一些舒缓的轻音乐或专门放松心理的音乐，效果会更好。如果你会弹奏乐器，当然也是调整情绪的一个好方法。

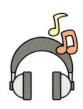

开怀大笑

笑是一张人生的好牌，笑口常开，健康常在。很多人认为，笑是一件非常简单的事，笑有何难？但当我们因某些事心情不好时，就不会笑了。

教大家一招：在心情不好时，不妨强迫自己笑。找个镜子，对着它苦

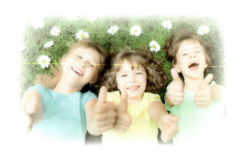

笑、傻笑直到大笑，当"假戏真唱"时，你会真的感觉很好、很开心。

有道是"哭也一世，笑也一世"，为什么不笑呢？

做点好事

善待别人就是在善待自己，帮助别人能激发友爱的情感。此时，大脑会分泌一种具有镇静作用的物质，使人获得内心的温暖，解除心中的烦恼。所以，烦恼时、情绪不好时，就做点好事吧！但要记住，通过做好事得到快乐的前提是不要期望回报，否则，当没有回报或回报不及时，你就会增加新的烦恼。

合理宣泄

宣泄是一类最直接、最有效的释放情绪的好方法。但前提是：遵守部队的条令、条例及一切规章制度，不损害公物，不影响他人，不能乱宣泄。

合理宣泄的方法很多，这里重点介绍3种：哭出来、说出来和写出来。

◆ **说出来** 说出来是调节心情最常用且效果最好的方法。心情不好或有什么事想不通时，可以将这些事向班长、战友、队干部、领导或者家人、朋友倾诉，让他们做自己的听众。所谓"当事者迷，旁观者清"，一般经他们理解、宽慰、指导就没事了。再

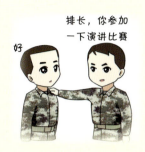

说他们给予你精神、物质等方面的支持会让你感觉很安全，很踏实。同样，如果其他战友找到你倾诉时，请接受他对你的信任，耐心地做好他的听众，帮助他渡过难关。我们只有真诚地帮助别人，才会构建自己和谐的社会支持系统。

◆ **写出来** 有些战友比较内向，遇到事不愿说或者不想让别人了解自己的某些事及愤怒情绪，那你不妨找几张纸，把自己的真情实感写出来。因为是自己写，就不要做任何掩饰，边写边发泄。之后把写好的纸撕碎，随即动作利索地将它扔进垃圾筐，"让不愉快的情绪见鬼去吧！"。愿意的话也可以用日记的形式写下来，日后当你翻看这些内容时，它会成为你的一点成长的记忆和感悟。

◆ **哭出来** 所谓"男儿有泪不轻弹"，一般是指男人有阳刚之美，不应轻易掉眼泪。但研究表明，哭也是调节心情的一种很有效的方法。因此，为了心理健康，当我们真的压抑、伤心或委屈时，可以用哭作为一种宣泄的方式，但哭的时候要注意场合及地点。比如，可以找个没人的地方大哭一场，也可以在战友、家人或心理医生面前痛哭，最好是边说边哭，尽情宣泄！千万不要"死要面子活受罪"，男人也是人，既有坚强的一面，也会有脆弱的一面。

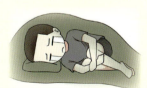

勇于舍弃

有舍有得，有得有失；得中有失，失中有得；舍即是得，得即是失。

有时候我们要做的事太多，给自己的压力过大，训练、学习效率低下时，会感到力不从心、十分疲惫，这会影响我们的身心健康。此时，不妨静心思考一下你的主要目标，尝试放下一些"包袱"，让自己轻装上阵。拿得起，放得下，那是举重；拿得起，放不下，那是负重；拿得起，需要能力和水平，放得下，需要智慧和勇气！

勿求完美

事事追求完美等于与自己为敌，容易陷入自我否定的恶性循环。学会接受遗憾，反倒能享受更多的快乐。

记住：现实生活本就不完美。凡事要量力而行，事后注意及时总结并调整心态，不要因小败和失误而过于自责或苛求自己，但也不能在犯错后一味宽容、原谅自己或破罐破摔，要注意总结经验教训，调整目标和心态继续努力前行。

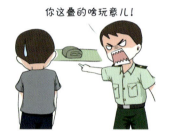

如果希望拥有，必须准备舍弃；
如果求得关切，必须练习独立。

适度娱乐

心情烦闷或者压力过大时，可以进行一些自己喜欢的项目进行娱乐，如打牌、下棋等。进行体育运动时，肌肉是紧张的，但神经却是放松的，大汗淋漓之后，身心会得到彻底放松，有欣快感，是调节心情的好方法。其他娱乐项目也各有各的好处，每个人可根据自己的爱好选择。但一定要学2~3个玩的项目，做到想放松、想玩的时候就可以进行。否则生活会少了许多乐趣，你也会少了许多调节心理的途径。

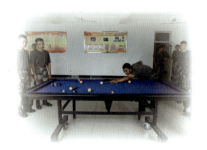

快乐相册

照片，能记录我们生活中的快乐时光，收集一些承载快乐的照片，形成一本属于自己的快乐相册。当你不开心时，拿出快乐相册翻一翻，看着照片中记录的某段快乐时光，会使我们的心情变得愉悦起来。

我们平时要用阳光、快乐的心态捕捉生活中的快乐。照片是一个人心态和技能创作的结果。不过，应注意的是，相册里放十张左右照片就可以了，否则你也可能会因为翻看相册而沉浸在美好的回忆中，以致耽误正常的工作和学习。随着时间的推移，我们可以不断地对相册中的照片进行更换。

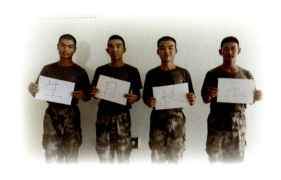

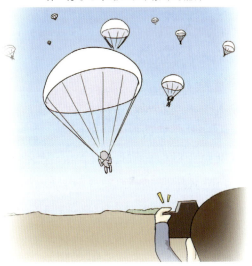

有一张自己军旅生涯中最帅的照片

休闲阅读

书，对灵魂和精神都是一种滋养，但这种滋养需要静静地吸取。真正的好书能在你读完之后，引发你的思考。

阅读好的作品，可以帮你了解世界、了解他人，知道什么是宽容、什么是崇高、什么是卑贱……这些对一个人的成长、生活是很重要的。只有养成良好的阅读习惯，在静静的阅读中细细地品味、思考和感悟，才能渐渐地增加文化底蕴，丰富情感和精神世界，获得无法估量的心灵力量。

新兵心理问题及调适

新兵是年轻人迈向军营生活的第一个阶段。在此期间，要完成从地方青年到部队战士的角色转变，随着环境、生活都发生了很大的变化，甚至网络、手机、聚会等都受到限制，如果应对不积极、不科学，新战友们很容易在环境适应、生活节奏调节和自我认知等方面出现心理问题。

新兵心理特点

- 新奇与失落，入伍动机与现实发生冲突。
- 知识面广，但阅历浅，对事物认知不够全面和理性。
- 自尊心强，争强好胜，易嫉妒，情感脆弱。
- 判断是非时，容易非白即黑，爱较真，易冲动。
- 缺乏磨炼，意志不够坚强，心理承受能力差。
- "自我"，人际交往欠宽容，难以做到感恩与换位思考。
- 部队管理、生活环境与自己起初预想的差距较大，想家情绪突出。
- 缺乏经验，遇事易惊慌、恐惧。
- 性健康知识少易困惑，情感丰富易受挫。

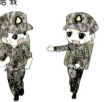

武装五公里最后冲不动了，战友伸过手：背包给我

新兵心理问题自我调适

◆ **转换角色** 新战友们要明确地方青年与军人的区别，你已选择了成为一名军人，就必须尽快转换角色。

◆ **熟悉环境** 新战友们要尽快熟悉部队环境与生活规则，并按其标准和要求去做，这样有助于自己从容应对，不至于紧张和狼狈。

◆ **保持情绪良好** 遇到问题学会"一题多解"，提高自我调节情绪的能力，可有效地提高新兵的适应能力。

◆ **融入人群** 在和谐的人际关系下，可以得到鼓励、帮助、支持和理解，并能减少自身心理上的不适感，保持心理平衡。

◆ **奋斗目标由新兵开始** 新战友们要有明确的奋斗目标，那种方向感会使我们感觉踏实和充实，也有助于我们积累成就感。

老兵复退心理问题及调适

老兵退伍,是部队每年都要进行的工作,在部队服役期满,光荣复退,是由军人变回老百姓的一个重要转折。因而,此时退伍老兵的心理上会发生复杂的变化。

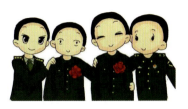

老兵常见心理问题

◆ **个人需要与现实的矛盾心理** 老兵面临退伍时,其个人需要与现实的矛盾较为突出。老兵的个人需要主要表现在:入党、提干、转改士官、评残或申请补助、解决婚姻问题、退伍后就业问题等。而现实中可能有一些需求会难以得到满足。

◆ **个人情感表现的双重心理** 临别部队时,老兵的依依惜别、难舍难分与兴奋之情交叉、重叠,形成一种特定情形之中的双重情感,容易产生一些心理冲突、纠结和个别过激行为。

◆ **积极心理与消极心理并存** 有的老兵会积极主动地为连队出谋划策,以弥补自己心中留下的遗憾,有的老兵则会因某些个人愿望未能得到满足,出现情绪、态度及心境的不稳定,甚至感到前途渺茫。

老兵复退心理的自我调整

保持良好心态,正确面对走留 所谓"铁打的营盘流水的兵",老兵要跳出个人小圈子,服从大局、消除烦恼情绪,使心态平衡。

维护个人形象,珍惜军旅荣誉 临走前给战友们留个好印象。尽量多做好事,少做错事,千万别干违法乱纪的事。

消除心理隔阂,珍视战友情谊 老兵要以真诚的态度处理好每一个问题,化解好每一对矛盾,防止不良心理进一步恶化。

提出正当需求,理解部队实际 对于正当需求,应提出,组织也会设法解决。最好不提为难组织的要求,不把个人得失看得太重。

军训常见心理问题及调适

军事训练中常见的心理问题

- ◆ 艰苦繁重的怕苦怕累心理。
- ◆ 单调重复的枯燥厌倦心理。
- ◆ 复杂高难的畏难退缩心理。
- ◆ 近似实战的紧张担忧心理。

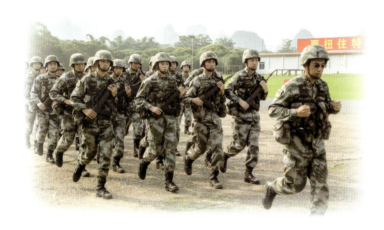

加强军事训练中的心理调适

- ◆ 培养军事训练兴趣。
- ◆ 激发军事训练持续动力。
- ◆ 增强个人自信心。
- ◆ 积极参加各类文体活动。

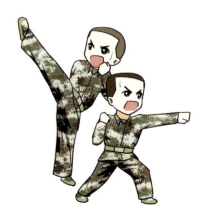

任务中常见心理问题及调适

军事任务不仅对官兵自身心理素质要求很高，同时还要求官兵具备一定的心理品质。只有这样才能打好心理战，更好地履职尽责。

任务中常见的心理情绪变化

◆ **紧张** 表现为惊慌失措、担心，甚至出现心率加快、面色苍白、站立不稳等现象。

◆ **冲动** 自控能力减弱，不冷静，不顾自己行为的后果，甚至做出违纪违法的行为。

◆ **恐惧** 面对复杂、严酷、惨烈的现实场面，产生恐慌、惧怕的情绪。

◆ **焦虑** 军事行动前坐卧不宁、焦虑不安。

◆ **意志减弱** 易出现在长时间超负荷执行各种任务时，表现为反应迟钝、丧失信心、情绪波动、意志消沉等。

任务中常见心理问题的调适

◆ **修炼提高心理素质** 见心理调节途径的章节。

◆ **掌握心理调节技巧** 见调节心情的 10 个方法章节。

◆ **见缝插针抓紧休息** 条件允许，能睡就睡，短暂躺、坐也行，配合饮食补给，尽快消除疲劳。

◆ **增强对战友的信任** 不管什么情况，都要相信战友会给自己支持和帮助，提高完成任务的信心。

◆ **多参加实战或模拟训练** 提高实战应对、应激能力。

主动应对心理压力

压力也叫应激,是由刺激引起的,同时伴有个体功能改变以及心理活动的紧张状态。可分为生理性压力事件、心理性压力事件和社会性压力事件。

战士心理压力形成的时机

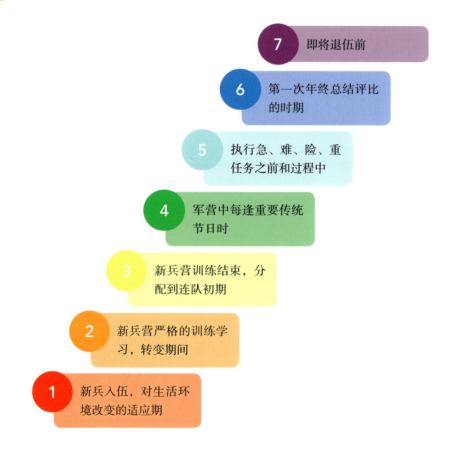

战士心理压力的管理

◆ **对压力有所察觉** 小的压力让人消沉、昏昏欲睡、思维变慢。稍微过多的压力还会让人有紊乱的情绪。较大的压力会带来头疼、胃疼、难以入眠、意识狭窄或反应迟钝。

◆ **对压力原因制造平衡** 躯体压力和精神压力就像跷跷板，躯体压力大，精神压力就小，反之亦然。通过运动来增加躯体压力，精神压力就会慢慢释放。

◆ **针对压力产生的原因去做一些事情** 想要管理好各类压力有很多可操作的好方法。

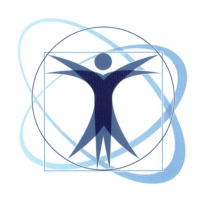

战士应对心理压力的方法

◆ **能解决的就解决**——降龙十八掌法（解决法）
　　　　　　　　　找出压力源，一一化解掉。

◆ **不能解决就暂停**——逍遥自在法（暂停法）
　　　　　　　　　小憩、随意遐想。

◆ **不能暂停就转移**——乾坤大挪移法（转移法）
　　　　　　　　　改变重心。

◆ **转移不了就放弃**——舍得法（放弃法）
　　　　　　　　　鱼与熊掌不可兼得。

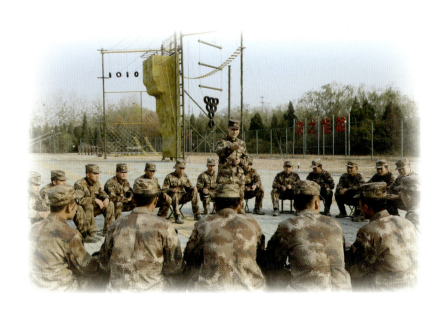

主动寻求专业帮助

重视和维护心理健康非常必要

心理问题能够通过调节自身情绪和行为、寻求情感交流和心理援助等方法解决。采取乐观、开朗、豁达的生活态度，把目标定在自己能力所及的范围内，调适对社会和他人的期望值，建立良好的人际关系，培养健康的生活习惯和兴趣爱好，积极参加社会活动等，均有助于保持和促进心理健康。

如果怀疑有明显不良心理行为和需要治疗，或被确诊患有精神疾病者，应及时接受正规治疗，遵照医嘱全程、不间断、按时按量服药。积极向医生反馈治疗情况，主动执行治疗方案。通过规范治疗，多数患者病情可以得到控制，减少对正常生活的不良影响。

重视和维护心理健康，遇到心理问题时主动寻求帮助。

心理咨询的概念

心理咨询是专业人员提供给个体的一种心理卫生服务，是人们维护心理健康的积极措施。心理咨询是科学，是技术，也是一门艺术。寻求专业心理咨询帮助的包括健康人、有心理问题或困惑的人，以及心理障碍者。

心理咨询师的职业原则

- 保密
- 中立
- 信赖
- 理解与支持
- 激发潜力（助人自助）

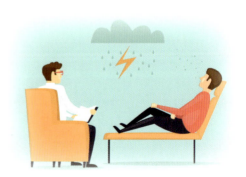

心理咨询服务者

- 新训基地卫生所的心理医生。
- 团卫生队的心理医生。
- 师医院心理科医生。
- 地方医院或民营心理服务机构。

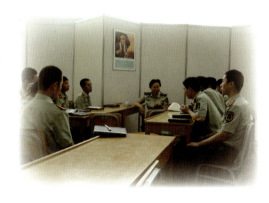

心理帮助流程

◆ 情绪、心理问题以自我调整为主。

◆ 如自我调整效果不佳,应求助于社会支持系统。

◆ 若效果依然不好,应尽快找心理医生寻求专业指导,千万不要长时间积压问题。

◆ 找心理医生与身体有病求医一样,是积极的保健措施。

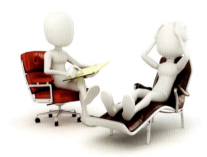

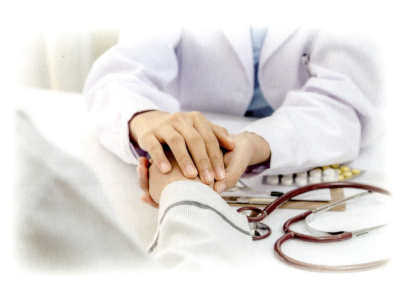

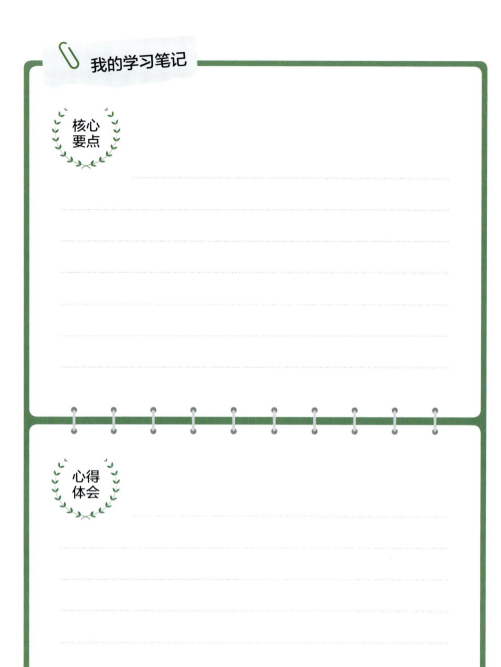

06
基层官兵常见病防治

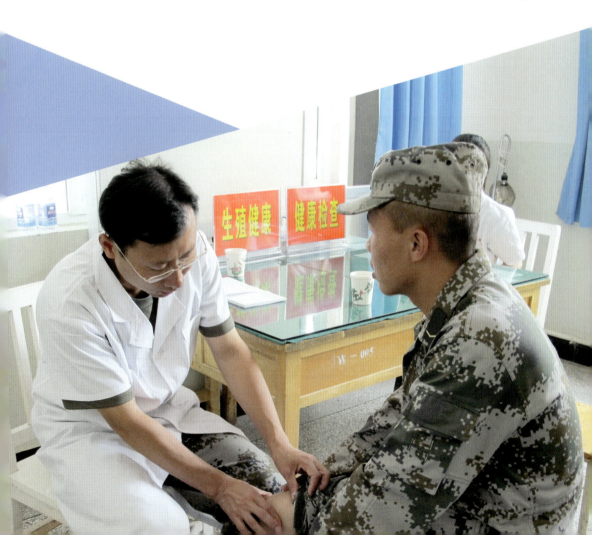

眼部常见病防治

眼睑炎

◆ **定义** 最靠近眼球边缘的皮肤就是"眼睑",因发炎反应或是病菌感染而引起睫毛及眼睑边缘处的发炎称为"眼睑炎"。

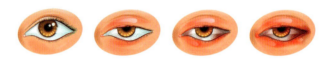

◆ **病因**
- 眼睛过度劳累,使眼睛四周的眼轮肌收缩,而把眼内腺体开口堵塞。
- 用不干净的手去揉擦眼睛,使细菌自腺体开口处跑进去。
- 食物过敏会导致眼睑发炎,如有些人嗜食海鲜、巧克力等。
- 如果反复发作睑腺炎,要注意全身检查有无糖尿病。

◆ **症状及危害**
- 眼睑周围有灼热感,红肿、发痒。
- 眼睫毛的根部出现鳞片。脂溢型眼睑炎的鳞片是黄色的油腻物。
- 有时会发生眼睫毛长错方向或倒睫的情况。某些感染性的眼睑炎会伴有结膜炎。
- 眼睑炎会导致视力短暂性损伤。

◆ **自我预防及措施**

注意个人眼部卫生,注意调理饮食,减少油炸、煎炸等食物的摄入。更要特别注意,在发现眼睑红肿、有脓点时,千万不能用手去挤。因为眼睑血管丰富,眼的静脉与眶内静脉和面静脉相通,又与颅内海绵窦相通,而且眼的静脉缺乏静脉瓣,挤压脓肿时,血液会向各方面回流,造成炎症扩散,引起严重的并发症,如眼眶蜂窝织炎、海绵窦栓塞及败血症,甚至会危及生命，应该引起重视。

◆ **患病后自我应对**

可在早晨和晚间进行如下自我疗法：

■ 用被温水浸湿的毛巾在眼睑周围敷 5 分钟，以使结痂和油脂鳞屑脱落。

■ 再用温水冲洗眼睑，用一条洁净的干毛巾敷在眼部并轻拍毛巾。

■ 如仍然没有得到缓解，需要联系医生开具含有抗生素的药膏等控制感染。

■ 治疗方案的选择请谨遵医嘱。

结膜炎（红眼病）

◆ **定义** 结膜是覆盖在上下眼皮内侧以及白眼球表面的一层透明的膜。结膜发炎时其中的血管充血，以致眼白变成粉红色或红色，所以结膜炎也俗称为"红眼病"。此病多发生在春、夏季节，多有传染性，所以应及早诊断和治疗，以免传染给他人。

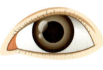
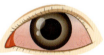

◆ **病因**

结膜炎根据不同性质，分为感染性和非感染性两大类：

■ **感染性：** 由于病原微生物感染所致的结膜炎症。

■ **非感染性：** 以局部或全身的变态反应引起的过敏性炎症最常见，外界的理化因素，如光、各种化学物质也可成为致病因素。

◆ **症状及危害**

■ 单眼或双眼发烫、烧灼、怕光、流泪或发红。

■ 眼睛有瘙痒感或沙粒感。

■ 分泌物增多，夜间可成痂，早晨难以睁眼。

■ 细菌感染导致的结膜炎或病毒性结膜炎的传染性很强，通常通过手眼接触传染或是由于接触过患者使用过的洗脸巾或毛巾导致，发现后应采取隔离并积极治疗。

◆ 自我预防及措施

- 养成良好的个人卫生习惯。
- 不要用手触碰眼睛，勤洗手。
- 要做到一人一盆一巾，不与他人共用毛巾、脸盆等物品。
- 勤洗枕巾枕套，不要与患者握手。
- 去正规且消毒条件完善的游泳池游泳。

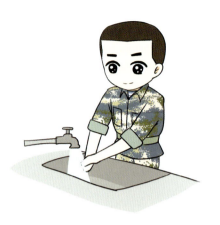

◆ 患病后自我应对

- 积极治疗，做好自我隔离。
- 治疗方法应遵医嘱。

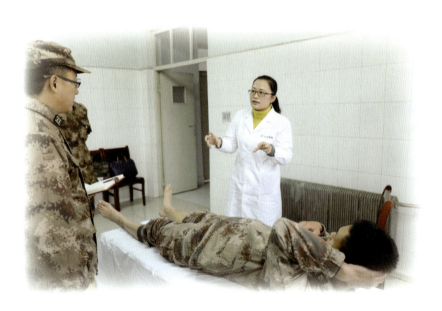

法于阴阳，和于术数，食饮有节，起居有常。
——出自《素问·上古天真论》

耳鼻喉常见病防治

外耳感染

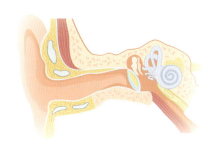

◆ **定义** 外耳感染也被称为外耳炎和游泳耳病。外耳道感染有两种类型：一是局部感染，如疖或脓肿；一是全面性感染，影响到整个外耳道，有时会在游泳之后，耳部会发生全面性感染现象。

◆ **病因**
- 耳道持久性过于潮湿，使得容易受到感染。
- 直接接触污染的湖水及河水而发生感染。
- 刮挖耳的内部或是清除耳垢也会容易引起外耳道感染。

◆ **症状及危害**
- 耳部瘙痒、肿胀、疼痛，以及从外耳道流出黄色分泌物。
- 炎症和分泌物可能会导致听力损伤。

◆ **自我预防及措施**
- 使外耳道保持干燥有助于预防游泳性耳病，如果在游泳、淋浴或洗头时外耳道进水，需彻底清除耳道积水。
- 注意耳部卫生，不随意刮挖耳垢及耳的内部。

◆ **患病后自我应对** 治疗方案的选择请谨遵医嘱。

神经性耳聋

◆ **定义** 神经性耳聋是指内耳听觉神经或大脑的听觉中枢发生病变而引起听力减退，甚至听力消失的一种病症。

◆ **病因** 不健康生活方式、不合理用药以及某些感染性疾病是其主要发病原因。

◆ **症状及危害**

- 单侧或双侧不同程度的渐进性听力减退甚至耳聋，伴有耳鸣或耳内闷塞感。
- 听力障碍，患者因听不到外界的声音而迟钝、呆滞，进而导致沟通障碍和心理障碍。

◆ **自我预防及措施**

- 充足睡眠，克服掏耳朵习惯，缓解压力。
- 让耳朵充分休息，减少戴耳机听音乐、打游戏、煲电话粥等用耳时间。
- 预防游泳性耳病，游泳时佩戴耳塞、不深潜。
- 训练或执行任务环境噪声过大时，应佩戴耳塞进行防护。
- 积极治疗感染性疾病，如脑膜炎、麻疹等。

◆ **患病后自我应对**

- 治疗方案请谨遵医嘱。
- 听力减退状况下，平时需注意交通安全。

鼻炎

◆ **定义**　鼻炎即鼻腔炎性疾病，是病毒、细菌、变应原、各种理化因子以及某些全身性疾病引起的鼻腔黏膜的炎症。若感冒时引起的急性鼻炎没有得到及时治疗，就会转变成慢性鼻炎；过敏体质的人吸入花粉、真菌、尘螨、动物皮屑、室内尘土或食入牛奶、蛋类、鱼虾等也可导致鼻炎发生。

◆ **病因**

- 病毒感染是其首要病因，或在病毒感染的基础上继发细菌感染。
- 有变态反应家族史者易患此病。

◆ **症状及危害**

主要表现为鼻塞、鼻涕多、打喷嚏、嗅觉不灵敏及头昏头痛。鼻塞呈间断性（白天、天热、活动时减轻，反之加重）和交替性（如侧卧时，下侧鼻腔阻塞，上侧鼻腔通气）。可致嗅觉不灵敏、记忆力降低、精神萎靡、头痛头晕、胸闷等，可并发鼻窦等周围组织炎症，甚至诱发肺气肿、肺心病等严重疾病。

◆ **自我预防及措施**

- 科学锻炼，尤其是进行耐寒训练，可增强身体抵抗力。
- 勤清洗鼻腔。手捧凉水低头吸入少许擤出，反复多次。
- 纠正挖鼻孔、拔鼻毛、剪鼻毛等不良习惯。
- 鼻子部位的保健按摩。如点压迎香穴，或用双手大拇指上下反复摩擦鼻梁鼻翼的两侧。
- 预防感冒。
- 积极治疗急性鼻炎及口、咽及扁桃体的慢性炎症。

◆ **患病后自我应对**

- 正规治疗，谨遵医嘱。
- 科学锻炼身体，生活起居要有规律，注意保暖。
- 戒烟酒。
- 保持室内通风、清洁卫生。减少室内尘土，经常晾晒衣物，杀灭蟑螂等害虫，远离宠物，控制室内真菌和霉变的发生。
- 不吃辛辣的食物、避免食用一切能引起过敏性鼻炎发作的食物，过敏体质慎食鱼、虾类食物等。
- 鼻不通气或鼻涕增多时，不可用力抠鼻或用力擤鼻涕。
- 坚持用温盐水清洗鼻腔，做好鼻子的按摩保健。

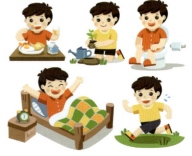

过敏性鼻炎（花粉症）

◆ **定义** 过敏性鼻炎是指由于致敏源而引起的一种鼻腔部过敏性炎症，粉尘或花粉多见。

◆ **病因**

- 有变态反应家族史者易患此病。
- 吸入性变应原引起鼻炎，如：花粉、真菌、尘螨、动物皮屑或室内尘土等。

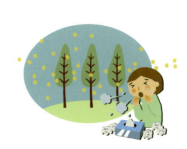

◆ **症状及危害** 连续性打喷嚏、流清鼻涕（如继发性感染，则可转为脓性鼻涕）和鼻堵塞，眼结膜充血，鼻痒和流泪，以及咽喉和皮肤过敏性炎症反应是过敏性鼻炎的典型症状。

◆ **自我预防及措施**

花粉过敏性鼻炎的日常护理包括以下几个方面：

- 避免接触过敏源。
- 禁食寒凉生冷等刺激性食物，慎食鱼、虾、蟹类等海产食物。
- 戒烟，并避免吸二手烟，尽量避免出入空气污浊的地方。
- 可以经常进行温冷交替浴、足浴、鼻洗涤或用干布摩擦身体，均可增强保健体质。
- 采用正确的擦鼻方法。
- 不宜过多使用血管收缩性滴鼻剂。
- 治疗方案的选择请谨遵医嘱。

◆ **患病后自我应对**

- 正规治疗，谨遵医嘱。
- 科学锻炼身体，生活起居要有规律，注意保暖。
- 保持室内通风、清洁卫生，减少室内尘土，经常晾晒衣物，杀灭蟑螂等害虫，远离宠物，控制室内真菌和霉变的发生。
- 不吃辛辣的食物，避免食用一切能引起过敏性鼻炎发作的食物，过敏体质人群慎食鱼、虾类食物等。
- 鼻子不通气或鼻涕增多时，不可用力抠鼻或用力擤鼻涕。
- 坚持用温盐水清洗鼻腔，做好鼻子的按摩与保健。

鼻出血

◆ **定义** 鼻出血是临床常见的症状之一，鼻腔内血管分布丰富，在各种病因作用下均可导致鼻出血的发生。鼻出血多发生为单侧出血，少数情况下可出现双侧鼻出血，出血量多少不一。

◆ **病因**

- 局部原因有鼻外伤、鼻炎、鼻息肉、鼻疖或鼻肿瘤等。

- 全身原因有高热、高血压、血液病、肝脏病或尿毒症等。

◆ **症状及危害**

鼻出血多发生于一侧，量少时，仅鼻涕中带有血丝；量多时，血可由一侧或两侧鼻孔同时流出，甚至从口中吐出；

若鼻出血过多，可出现脸色苍白、出冷汗等休克症状。

◆ **自我预防及措施**

- 尽量防止鼻子受到外力撞击。
- 勤洗鼻腔。
- 纠正挖鼻孔、拔鼻毛或剪鼻毛等不良习惯。
- 勤做鼻部的保健按摩，如点压迎香穴或用双手大拇指上下反复摩擦鼻梁鼻翼的两侧。
- 积极治疗原发性疾病。

◆ **患病后自我应对**

- 少量的鼻出血往往会自行停止，一般无须特殊治疗。
- 倘若出血量较多时，可按如下方法步骤处理：

步骤	操作
第一步	保持镇静,不要惊慌
第二步	取坐位或站位,弯腰头向前倾,不要后仰
第三步	张口呼吸,紧捏鼻翼上方(鼻骨下),维持几分钟
第四步	可使用湿冷毛巾或冰袋冷敷前额或鼻梁处
第五步	如条件允许,最好选用棉球塞紧鼻孔;若条件不允许,可先用干净的卫生纸或软布条堵塞鼻孔

如果按上述操作后仍出血不止，需及时就医，以便及时查明出血原因。

扁桃体炎

◆ **定义** 扁桃体，位于咽后方两侧，如果被病毒或细菌感染而变得肿胀和疼痛，称为扁桃体炎，以青少年最多见。

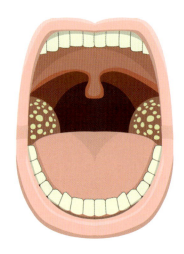

◆ **病因**　病毒、细菌感染是其直接病因，受凉、劳累、抵抗力下降是其诱因。

◆ **症状及危害**

- 起病急，体温可达39℃以上，咽喉痛，吞咽困难。
- 若不及时治疗可并发风湿热、急性心肌炎或急性肾炎。

◆ **自我预防及措施**

- 积极参加体育锻炼，营养均衡，增强抵抗力。
- 及时治疗口腔溃疡、牙龈炎、舌炎、慢性鼻炎等口咽部疾病，春秋季节要预防上呼吸道感染。
- 注意口腔卫生，做到早晚刷牙，餐后漱口。
- 勤洗手，不要与别人共用水杯或餐具。

◆ **患病后自我应对**

- 接受正规治疗，必要时口服抗生素，谨遵医嘱。
- 可用温热的淡盐水漱口或含服润喉片。
- 多喝温水、粥、汤或茶等。
- 适当增加环境中的空气湿度，远离香烟，避免吸入其他污染气体。
- 尽量让嗓子休息，少说话。

口腔常见病防治

口腔溃疡

◆ **定义** 各种原因致口腔黏膜层破坏即形成口腔溃疡,俗称"口疮",可自愈,可复发。

◆ **病因**

- **局部因素:** 口腔被较硬的食物扎伤、假牙磨伤或不小心咬伤等。
- **全身因素:** 精神紧张、患感染性疾病、营养缺乏、代谢及内分泌紊乱、血液系统疾病或免疫系统疾病可引发口腔溃疡。

◆ **症状及危害**

- 溃疡通常呈圆形或椭圆形,浅碟状,小米粒至黄豆大小,表面呈现灰白或黄色,周围绕以红晕。
- 有疼痛感,进食、说话时疼痛加剧,伴有口臭、口水增多。
- 可引发淋巴结肿大和疼痛,可发展为咽喉疼痛,若长期反复可发生癌变。

◆ **自我预防及措施**

- 做好口腔局部卫生,做到早晚刷牙,餐后漱口。
- 防止因人为因素引起的口腔黏膜损坏。勿食过烫、过硬的食物,咀嚼食物时避免咬伤舌及口腔黏膜。
- 积极治疗口腔疾病及原发病症。
- 注意饮食平衡,多吃粗粮,新鲜水果、蔬菜。
- 缓解精神压力,保持心情愉快。
- 戒除烟酒。

◆ **患病后自我应对**

- 积极治疗全身性疾病,适当补充复合维生素 B,服用清热解毒药物。
- 在溃疡面上喷涂冰硼散、口腔溃疡粉或云南白药等。
- 取 1~2 片维生素 C 药片,将其压碎,撒于溃疡面上,闭口片刻,每日2次。此方法治疗溃疡效果较好，但会引起一定程度的疼痛。

■ 饮食忌辛辣，少吃经烧制、油炸的食品及油腻食品，多喝开水，多吃蔬菜，保持大便畅通，避免便秘。

龋齿

◆ **定义** 龋齿是细菌在口腔中繁殖时，以糖和其他碳水化合物为食物所产生酸性物质导致牙釉质或牙体的损害，俗称虫牙、蛀牙等。在我国，以儿童、青少年患病率最高。

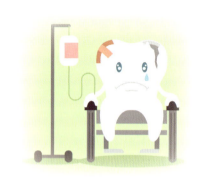

◆ **病因**

■ 在上下牙齿的接触面首先会出现点或片状的色素沉着，继而形成黑褐色小洞，并不断扩大加深。

■ 龋齿对冷热酸甜刺激敏感，不能咀嚼食物，并会加重胃肠道负担；严重时可继发牙周炎、败血症、关节炎或心内膜炎等。

◆ **症状及危害**

龋病可以继发牙髓炎和根尖周炎，甚至能引起牙槽骨和颌骨炎症。如不及时治疗，病变继续发展，形成龋洞，终至牙冠完全破坏消失，其发展的最终结果是牙齿丧失。

◆ **自我预防及措施**

■ 多吃硬质和富含膳食纤维的食物。

■ 控制糖摄入量，睡前不吃甜、酸的食物。

■ 注意口腔卫生，做到早晚刷牙，且使用含氟牙膏，吃东西后漱口。

■ 采用正确刷牙方法，并每2~3个月更换一次牙刷，牙刷应头朝上放置在漱口杯中保存，切忌用洗脸毛巾包裹。

■ 定期去医院进行口腔检查。

◆ **患病后自我应对**

■ 治疗方案请谨遵医嘱。

- 加强上述针对龋齿的各项预防措施。

牙周病

◆ **定义** 牙周病是指发生在牙周组织的疾病，包括牙龈病和牙周炎两大类。

◆ **病因** 常因口腔卫生不良、牙结石、维生素缺乏、内分泌失调或遗传等引起。

◆ **症状及危害**

- 牙周病早期常出现牙龈发痒、红肿、易出血或口臭的症状。中晚期常发生脓肿、牙齿松动、牙龈萎缩、牙根暴露，最后牙齿脱落。
- 牙周病是引起成年人牙齿丧失的主要原因之一，不仅损害口腔咀嚼系统的功能，还会严重影响全身健康。

◆ **自我预防及措施**

- 每天早晚坚持正确刷牙。
- 按摩牙龈，可促进牙龈血液循环，增强牙龈组织的抗病能力。
- 规律、正确使用牙线。
- 坚持早晚叩齿各一次，每次叩齿数目可因人而异。
- 清洁和刮除牙周的牙石、牙垢，矫正不良修复体及矫治食物嵌塞，除去局部刺激因素。
- 坚持用温热的淡盐水漱口。
- 定期去医院进行口腔检查。

◆ **患病后自我应对**

- 及时就医，正规治疗，谨遵医嘱。
- 补充含有丰富维生素的食品，有利于牙周炎的康复。
- 加强上述牙周病的各项预防措施。

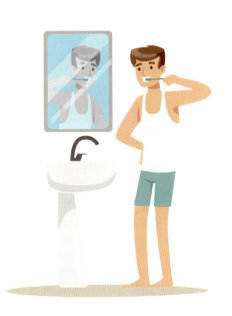

皮肤常见病防治

痤疮

◆ **定义** 处于青春期的男孩和女孩，因皮肤油脂分泌旺盛，在油脂阻塞毛囊时，可诱发细菌繁殖，形成皮疹，称之为痤疮，俗称"青春痘""暗疮""粉刺"，是青春期面部常见的皮肤病。

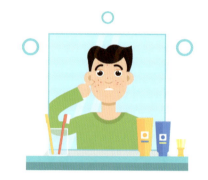

◆ **病因** 痤疮的发生主要与皮脂分泌过多、毛囊皮脂腺导管堵塞、细菌感染和炎症反应等因素密切相关。

◆ **症状及危害**
- 多发于面部、胸部、背部等皮脂腺丰富的部位，可自愈。
- 发生感染时，炎症部位可变为红色丘疹及脓疱，并遗留萎缩性瘢痕。

◆ **自我预防及措施**
- 保持皮肤清洁卫生，洗脸时手法要轻柔，并使用中性肥皂。
- 少食富含脂肪的食物（如肥肉）或刺激性食物（如蒜、辣椒、葱等），戒除烟酒，多食果蔬，保持大便通畅。
- 缓解精神压力，保持心情愉快，充分休息。

◆ **患病后自我应对**
- 禁止用手挤压炎症部位，以防继发感染并形成瘢痕。
- 禁止乱用激素类药物，避免使用油脂类化妆品。
- 治疗方案的选择请谨遵医嘱。

疖

◆ **定义** 疖是由金黄色葡萄球菌感染皮肤毛囊引起的急性化脓性炎症。夏季炎热、皮肤不清洁或身体抵抗力降低时，均易发生疖。常见于颈、面、背、胸、臀或腹等部位。

◆ **病因** 　金黄色葡萄球菌是最常见的致病菌。易感因素包括长期携带金黄色葡萄球菌、糖尿病、肥胖、不良的卫生习惯以及免疫缺陷状态。

◆ **症状及危害**

- 局部出现红、肿、痛的小结节，继而逐渐发展为黄白色小脓头，1~2日后自己溃破，排出脓液，炎症消失。
- 上嘴唇周围和鼻翼两旁（危险三角区）的疖，如被挤压可导致颅内感染且病情危急。

◆ **自我预防及措施**

- 注意皮肤清洁，要勤洗澡、洗头、理发，勤换衣服，勤剪指甲。
- 多食粗粮、果蔬，保持大便通畅。
- 少食富含脂肪的食物或刺激性食物。
- 戒除烟酒。
- 缓解精神压力，保持心情愉快，充分休息。

◆ **患病后自我应对**

- 严禁捅疖子、挤疖子。
- 炎症结节处可外敷鱼石脂软膏或红霉素软膏。
- 炎症部位露出脓头后，可热敷或涂硫酸镁药膏加快破溃愈合。一旦疖肿破溃，要及时用医用酒精或淡盐水将患处清洗干净，并保持患处的卫生。
- 治疗方案的选择请谨遵医嘱。

皮肤癣菌病

◆ **定义** 　皮肤癣菌病简称"癣"，是真菌感染引起的一种慢性传染性皮肤病。其中以足癣最为常见（俗称"脚气"），并且它常是引发体癣、股癣及手癣的根源。

◆ **病因** 　皮肤癣菌病以南方发病率较高，冬轻夏重。在炎热潮湿、多汗、不注意皮肤卫生及机体抵抗力下降时容易感染。可通过拖鞋、浴巾、擦脚布、毛巾及鞋袜等间接接触传染。

◆ **症状及危害** 　脚趾间皮肤浸软变白，可有红色糜烂面，瘙痒，有恶臭，脚底皮肤增厚、粗糙、脱屑，冬天常发生皲裂而疼痛。易复发。

◆ **自我预防及措施**
- 要穿透气的鞋袜。
- 训练完毕，立即将鞋进行晾晒。
- 勤洗手脚，洗后擦干。
- 勤洗鞋袜。
- 避免共用拖鞋、毛巾、洗脚盆，以免相互传染。
- 避免与患癣病的狗、猫接触。

◆ **患病后自我应对**
- 不要搔抓患处。
- 少吃辛辣食物和牛羊肉。
- 治疗方案的选择请谨遵医嘱。

荨麻疹（风疹块）

◆ **定义**　荨麻疹也称为"风疹块"，是一种常见的皮肤疾病，会引起瘙痒、肿胀和皮肤炎症。

◆ **病因**　荨麻疹的病因非常复杂，约 3/4 的患者找不到原因。过敏反应是荨麻疹的一种病因，能引起荨麻疹的因素有食物、药物、昆虫叮咬、植物或者金属等。

◆ **症状及危害**　常先表现为皮肤瘙痒，随即出现风团，呈鲜红色、苍白色或皮肤色，少数有水肿性红斑。风团的大小和形态不一，发作时间不定。风团可持续数分钟至数小时，少数可延长至数天后才消退，但不会留下痕迹。

◆ **自我预防及措施**　回避导致荨麻疹的过敏源（产生过敏的物质）而加以预防。

◆ **患病后自我应对**　治疗方案的选择请谨遵医嘱。

内科常见病防治

普通感冒

◆ **定义** 感冒分为普通感冒和流行性感冒，后者属传染病范围。普通感冒简称"感冒"，俗称"伤风"，是最常见的呼吸系统疾病之一。此病症不分年龄、性别，四季均可发病，以冬、春季发病率最高，多呈自限性。一个人可在短时间或一年中多次患感冒。

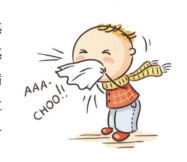

◆ **病因** 受凉、劳累、营养不良等致身体抵抗力下降时，呼吸道病毒会迅速繁殖，继而引起感冒。70%～80%的感冒是由病毒引起的，包括鼻病毒、冠状病毒、腺病毒等，还有一部分是由细菌感染引起的。

◆ **症状及危害**
- 感冒初期会出现鼻咽发干、发痒，打喷嚏，流清涕，鼻塞的症状。
- 体温一般为37～38℃左右或不发热。
- 如无并发症大部分人会在5～7天痊愈。
- 严重者可继发急性鼻窦炎、中耳炎，诱发肺炎、肾炎、关节炎或心肌炎等。

◆ **自我预防及措施**
- 科学锻炼，营养平衡，增强抵抗力。
- 注意防寒保暖，根据气温高低适当增减衣服，出汗时不要在室外摘帽脱衣，并应及时换下汗水浸湿的内衣。
- 夏天不可直吹空调、电扇，空调温度应以26℃为宜。
- 开窗通风时，不要吹穿堂风。
- 应加强耐寒训练，如坚持冷水洗面、冷水浴等。

◆ **患病后自我应对**
- 适当休息。

- 多喝开水，清淡饮食。
- 保持室内空气流通。
- 对症治疗。

感冒是一种自愈性疾病，一般一周左右即可康复。如果症状明显，应对症治疗。

风热感冒（夏天多见，常伴有有汗、咽喉肿痛、有黄色黏稠鼻涕等症状）可选择服用板蓝根颗粒、银翘解毒片等。

风寒感冒（秋冬多见，常伴有无汗、鼻塞严重、流清涕、怕冷怕风等症状），可选择服用伤风感冒冲剂、感冒清热冲剂等。

以上治疗用药请谨遵医嘱。

胃炎

◆ **定义**　胃炎是胃黏膜（胃内的表层组织）的急性或慢性炎症，是一种常见的消化道疾病。

◆ **病因**

- 不良生活习惯：吃饭速度过快；吃饭与剧烈运动时间间隔过短；长期饮酒或单次大量饮酒；长期进食过烫、过咸或过辣的食物；长期饮用浓茶、浓咖啡。

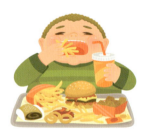

- 压力大，精神过度紧张。
- 幽门螺杆菌等微生物感染。
- 药物刺激，酸碱等腐蚀性化学物质烧伤，机械性损伤。
- 口腔、咽部慢性感染或胆汁反流进入胃中。

◆ **症状及危害**

- 急性胃炎起病急，上腹不适、疼痛；重者可形成急性胃溃疡。
- 慢性胃炎表现为食欲不振、消化不良、打嗝、反酸、恶心、不规律上腹痛等。严重者可发展成胃癌。

◆ **自我预防及措施**

- 养成良好的饮食习惯：若时间允许，尽量细嚼慢咽，一般用餐时间应在 15～20 分钟；饭后要适当休息，30 分钟以内不做剧烈运动；食物不宜过烫；冬季外出训练或执行任务时，如遇饭菜不热，应尽量延长咀嚼时间；空腹时最好不吃酸、辣、生、冷、硬以及油炸食品；避免暴饮暴食或过久饥饿；饮用咖啡、茶水时，不宜过浓；避免不洁饮食导致致病细菌的侵入。

- 戒烟忌酒。
- 慎用对胃有刺激性的药物。
- 生活规律，情绪乐观，避免不良精神刺激。

◆ **患病后自我应对**

- 治疗方案谨遵医嘱。
- 适当休息，主动调节情绪，减少工作生活压力。
- 规律饮食、少食多餐，以易消化饮食为主，如粥、蒸鸡蛋、软米饭或馒头等。
- 少吃甜食，忌刺激性食物和生、烫、冷的食物。
- 戒除烟酒。吸烟和饮酒会刺激胃粘膜，加重胃炎症状。

急性腹泻

◆ **定义** 急性腹泻俗称"拉肚子"，是指排便次数明显超过平日习惯的频率，粪质稀薄，水分增加，或含未消化食物、脓血或黏液。腹泻分急性和慢性两类。急性腹泻发病急剧，病程在 2～3 周之内。

◆ **病因**

- **细菌感染：** 人们在食用了被大肠杆菌、沙门菌、志贺菌等细菌污染的食品，或饮用了被细菌污染的饮料后，可能发生肠炎或菌痢，会出现不同程度的腹痛、腹泻、呕吐、里急后重或发热等症状。
- **病毒感染：** 人体通过食物或其他途径感染多种病毒后易引起病毒性腹泻，如：感染轮状病毒、诺瓦克病毒、柯萨奇病毒或埃可病毒等，会出现腹痛、腹泻、恶心、呕吐、发热及全身不适等症状。
- **食物中毒：** 由于进食被细菌及其毒素污染的食物或摄食未煮熟的扁豆等引起的急性中毒性疾

病。变质食品、污染水源是主要传染源，不洁的手、餐具及带菌苍蝇是主要传播途径。患者可出现呕吐、腹泻、腹痛、发热等急性胃肠道症状。

▪ **生冷食物：**喜食生冷食物，常饮冰啤酒，可导致胃肠功能紊乱，肠蠕动加快，引起腹泻。

▪ **食物滞留：**消化不良，饮食无规律，进食过多，进食不易消化的食物或者由于胃动力不足，会导致食物在胃内滞留，引起腹胀、腹泻、恶心、呕吐、反酸或嗳气（打嗝）等症状。

▪ **着凉：**夏季炎热，人们喜欢待在空调房内或开着空调睡觉，腹部很容易受凉，致使肠蠕动加快导致腹泻。

◆ **症状及危害** 根据病因不同，腹泻的临床表现各异。急性感染性腹泻起病急，可伴发热、腹痛。病变位于直肠和（或）乙状结肠的患者，多有里急后重，每次排便量少，有时只排出少量气体和黏液便，色较深，多为黏冻状，可混血液。小肠病变的腹泻患者，无里急后重，粪便不成形，可成液状，色较淡，量较多。

◆ **自我预防及措施**

▪ 针对诱发因素，注意饮食卫生，避免进食污染、腐败变质食物。

▪ 避免摄入导致胃肠功能紊乱的生冷食物。

▪ 避免腹部受凉引起的腹泻。

◆ **患病后自我应对**

腹泻后不妨试试下面疗法来缓解症状，避免发生更严重的健康问题。

▪ **喝水：**为了防止脱水，应不断饮用温水、自制的口服补液盐或运动饮料。

▪ 症状没有缓解之前禁止进食。

▪ 除非医生开出药方，否则不要自行服用任何止泻的药物。

▪ 卧床休息。

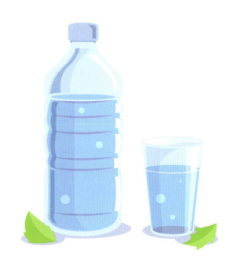

外科及骨关节常见病防治

痔疮

◆ **定义** 痔疮是指肛门和直肠末端的静脉发炎和出现肿胀。尽管你可能对这种疾病难以启齿,但它十分常见,有"十男九痔"的说法。

◆ **病因** 痔疮的发生与习惯性便秘、腹内压力增高、饮酒和喜食辛辣刺激性食物有关。

◆ **症状及危害**

- 根据部位可分为内痔、外痔和混合痔。
- 排便时会有出血。
- 肛门区瘙痒、疼痛或不适,使人坐立不安。
- 肛门附近会比较敏感,或出现痛性肿块。
- 若痔疮从肛门脱出,可能出现粪漏。
- 严重者会出现贫血、下腹部剧痛等症状。

◆ **自我预防及措施**

- 养成良好排便习惯:定时排便,有便意立即排便,尽量减少排便时间,排便时不要用力过猛等,保持肛门处的清洁。
- 平时多喝水,多吃蔬菜水果,可早晨起床后喝一杯温开水。
- 尽量避免久坐或久站,注意多参加体育活动。
- 坚持做提肛运动可预防和辅助治疗该疾病。

提肛运动的方法:将臀部及大腿用力夹紧,配合吸气,舌舔上腭,同时肛门向上提收,像忍大便的样子;提肛后屏气2~4秒钟;然后配合呼气,全身放松。如此反复10次为一组,每次2~4组,组间可休息。站、坐、躺时均可进行此种锻炼。

◆ **患病后自我应对**

- 治疗方案的选择请谨遵医嘱。
- 少食刺激性食物和油炸食物,忌烟酒。

- 保持肛区清洁，条件允许时每天应用温水轻轻清洗肛周的皮肤（最好不用肥皂），等干燥后再穿衣服。
- 为了防止痔疮溃破，排便后最好使用松软的卫生纸进行清洁。
- 加强上述痔疮的各项预防措施。

精索静脉曲张

◆ **定义** 精索静脉曲张是指睾丸静脉因回流受阻，而出现的盘曲扩张，是青壮年常见的疾病。

◆ **病因**

病因可分为原发性及继发性两种：

- **原发性精索静脉曲张发生的有关因素**：①精索静脉瓣缺如或功能不良导致血液反流；②精索静脉管壁及周围结缔组织薄弱，或提睾肌发育不全等解剖学因素引起；③直立姿势影响精索静脉回流。
- **继发性病因及疾病**：左肾静脉或腔静脉瘤栓阻塞、肾肿瘤、腹腔内或腹膜后肿瘤，左肾静脉或腔静脉瘤栓阻塞、肾肿瘤、盆腔肿瘤或巨大肾积水，异位血管压迫上行的精索静脉等。

◆ **症状及危害** 主要表现为睾丸的坠胀感、胀痛或隐痛。在劳累、长时间的行走、剧烈运动和性生活后症状会加重，而在平卧、休息后可以缓解。精索静脉曲张一般不会直接导致不育，但病情严重可影响睾丸正常降温，进而影响精子的数量和质量，诱发不育。

◆ **自我预防及措施**

- 戒烟限酒，少食辛辣食物。
- 生活规律，保持心情舒畅。
- 不要过度劳累，不要长时间做剧烈运动，减少长久站立，降低腹压。
- 及时治疗生殖系统感染。
- 控制性冲动、避免过于频繁的性生活。
- 保持裆部清洁，做到勤清洗，穿通风透气散热好的内裤。

◆ **患病后自我应对**

- 上述预防措施应进一步加强。
- 治疗方法请遵医嘱。

风湿性关节炎

◆ **定义** 风湿性关节炎是关节非骨组织急慢性炎症，是风湿热的一种，是由乙型溶血性链球菌感染所致。目前虽还没有能够治愈的方法，但通过合理的治疗、采取关节保护措施和改变生活方式，可有效改善症状。

◆ **病因** 风湿性关节炎与人体溶血性链球菌感染密切相关且感染途径至关重要，咽部链球菌感染是发病的必要条件。

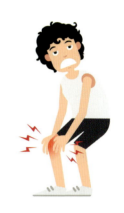

◆ **症状及危害**

- 起病前常咽喉痛及发热。
- 常见症状包括：关节疼痛、关节肿胀、手部红肿、手臂皮肤下有坚硬的组织肿块（风湿性结节）、疲乏、发热及体重减轻等。
- 发病部位多是膝、髋、踝等下肢大关节，可造成活动受限。
- 疼痛游走不定，反反复复。
- 病情若反复可导致慢性风湿性心脏病。

◆ **自我预防及措施**

- 非活动期注意关节锻炼，关节处要注意保暖，避免潮湿。
- 提高免疫力：科学锻炼，增强体质；注意劳逸结合，保证充足的睡眠；保持情绪乐观。
- 限制饮酒。
- 要防止受寒、淋雨和受潮，关节处要注意保暖，不穿湿衣、湿鞋、湿袜等。
- 夏季不要贪凉，不暴饮冷饮。

◆ **患病后自我应对**

- 上述预防措施应进一步加强。
- 治疗方法请遵医嘱。
- 患急性咽喉炎时即刻就医以免病情复发。

腰腿痛

◆ **定义** 腰腿痛是以腰部和腿部疼痛为主要症状的病症。

◆ **病因** 部队常见原因有扭闪外伤、韧带劳损、腰肌劳损、腰椎间盘突出、骨质增生、骨质疏松、风湿性关节炎、类风湿性关节炎及感受风寒湿邪等。

◆ **症状及危害**

- 轻者，疼痛活动时加重，休息后缓解，若受寒可复发加重。
- 重者，腰痛向大腿后侧、小腿后外侧及脚外侧放射，转动、咳嗽或喷嚏时症状加剧；腰肌痉挛，身体出现侧弯，活动受限，患侧小腿外侧或足背有麻木感，可出现间歇性跛行。

◆ **自我预防及措施**

- 科学锻炼身体，增强腰腿部肌肉力量。
- 科学训练，加强防护。训练前做好腰部热身，在训练中要掌握动作要领，同时用腰带进行腰部保护，防止扭伤、拉伤等意外伤害发生。
- 搬、提重物时应该先蹲下拿到重物，然后直腰慢慢起身，尽量做到不弯腰；避免突然超限负重引起损伤。
- 尽量避免腰部长时间处于一种姿势，多做腰部活动。
- 注意保暖，避免受寒和处于潮湿环境。
- 穿平跟鞋，睡硬板床。

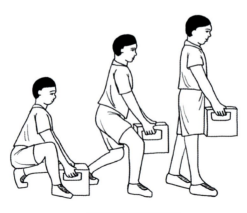

正确的提拿重物姿势

◆ **患病后自我应对**

- 及时就医，接受正规治疗，谨遵医嘱。
- 症状减轻后，仍然要坚持巩固一段时间，以防止复发。
- 巩固期内应注意温和的康复锻炼原则，切忌急于求成，防止过量运动，使运动量超过自身耐受。
- 巩固期应避免提拿重物。
- 注意保暖，避免受寒和处于潮湿环境。
- 穿平跟鞋，睡硬板床。
- 适当用一些外用膏药或中药膏涂抹。

腰椎间盘突出症

◆ **定义** 脊柱是由脊椎骨和椎间盘相间叠加而成，中间形成空腔（椎管）走行神经。若外伤、退变等原因造成腰椎间盘断裂，相应物质突入椎管，就称为腰椎间盘突出症。腰椎间盘突出症是部队官兵常见的腰部疾患。

◆ **病因**

- 腰椎间盘的退行性改变是基本因素。
- 腰椎损伤且反复的外力造成轻微损害，加重了退变的程度。
- 腰骶先天异常。
- 常见的诱发因素有腹压增加、腰姿不正、突然负重、妊娠、受寒和受潮等。

◆ **症状及危害**

- 腰椎间盘突出会引发坐骨神经痛，这是一种放射性的疼痛，有针刺感和麻木感。一般从臀部开始，延伸至后背或一条腿，影响站立和行走。
- 腰部、腿部（一般只是一条腿）、颈部、肩膀、胸部或手臂出现疼痛、麻木或无力感。
- 后背或腿部的疼痛在坐姿、咳嗽或打喷嚏时往往会加重。
- 出现排尿或排便障碍，比如尿失禁，或者尿急但排不出来。

◆ **自我预防及措施**

- 平时应加强腰背肌锻炼，加强肌肉力量。

- 平时要有良好的坐姿，长期伏案工作者需要注意桌、椅高度，每40~60分钟起身活动颈部、腰部肌肉。

- 训练或执行任务中，如需频繁弯腰者，应定时做伸腰、挺胸活动，并使用宽的腰带。

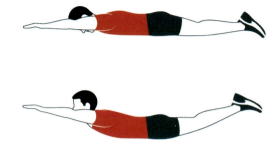

- 科学训练，搬重物时注意腰部防护。
- 睡眠宜选用硬板床。
- 防止腰腿受凉。
- 适当控制体重；尽量穿平跟儿鞋。

◆ 患病后自我应对

- 及时就医，正规治疗，谨遵医嘱。

- 卧床休息，如果疼痛持续难忍，需卧床休息1~2天，但不要超过2天。若长时间卧床会使肌肉强度下降，反而不利于康复。

- 重视适度锻炼，保持并逐渐增强腰部肌肉力量，如坚持飞燕式或背飞式锻炼。（锻炼的频率、强度请咨询专业人员）

- 腰部动作要缓慢，且尽量避免会加重症状的动作，如不恰当的伸展、弯腰、提重物以及长时间坐姿不变。

- 进行热疗或冷敷，在刚开始时，可以使用冰袋或凉毛巾等冷敷，以缓解疼痛和压力。两天后换用热敷，让肌肉放松。

- 适当控制体重，穿平跟鞋，进行倒走训练。

> 久视伤血，久卧伤气，久坐伤肉，久立伤骨，久行伤筋。
> ——曹庭栋

07
部队常见传染病防治

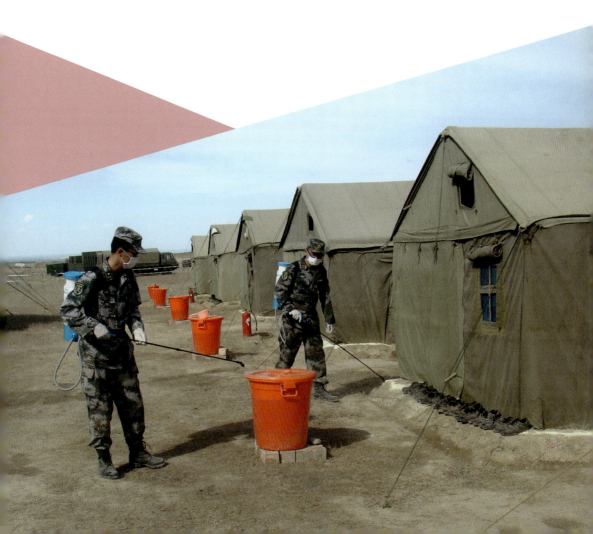

传染病概述

传染病是由各种病原体引起的能在人与人、动物与动物或人与动物之间相互传播的一类疾病。病原体中大部分是微生物，小部分为寄生虫。在部队集体生活的环境下，传染病更易传播，一旦流行，会严重影响部队的战斗力。因此，传染病一直都是影响部队战斗力的巨大威胁。

传染病的特点

◆ **病原体** 每种传染病都有特异的病原体，常见的病原体有细菌、病毒及真菌等。

◆ **传染性** 每种传染病具有相对比较固定的传染期，传染期病人会排出病原体，以致传染他人。

◆ **免疫性** 大多数患者在某种传染病痊愈后，机体会产生一定的免疫力，但是，并非所有的传染病病后患者都会产生免疫力。

◆ **可以预防** 通过控制传染源、切断传染途径及增强人体抵抗力等措施，可以预防传染病的发生和流行。

目前，国家法定传染病分 3 类，共 40 种。

- **甲类传染病即强制管理传染病**：主要有鼠疫、霍乱。
- **乙类传染病即严格管理传染病**：常见的主要有艾滋病、传染性非典型肺炎、新型冠状病毒肺炎、病毒性肝炎、麻疹、狂犬病、人感染 HTN9 禽流感、肺结核病、淋病、梅毒等。
- **丙类传染病即监测管理传染病**：常见的主要有流行性感冒、流行性腮腺炎、风疹、感染性腹泻病、手足口病等。

传染病传播与预防

传染病最大的特点是传染，然而不管哪一种传染病，它在人群中的传播，必须具备三个环节，即传染源、传播途径及易感人群。这三个环节是传染病在人群中传播的基础，缺一不可，只要切断其中任何一个环节，传染病就无法传播。

传染源

被病原体感染的人或动物，可以是已发病的患者或未发病的携带者。传染源体内的病原体，会不断从各种途径排出体外，从而将疾病传染给他人或动物。

传播途径

传播途径是指传染源体内排出病原体后，到达另一人体内的路径。传染病的传播途径主要有：

- 经空气传播，如流感。
- 经水-食物传播，如甲肝。
- 经接触传播，如梅毒。
- 经节肢动物传播，如疟疾。
- 经土壤传播，如破伤风。
- 经母婴垂直传播，如乙肝。
- 医源性传播。

易感人群

指对某种传染病缺乏免疫力而容易受到感染的人群。接种各类疫苗就是为了提高易感人群的免疫功能。

部队常见传染病的预防

部队常见的经呼吸道传播的传染病主要有：流行性感冒、流行性腮腺炎、麻疹、水痘、肺结核、风疹等。

此类传染病的预防原则有：

- ◆ 坚持勤洗手，用肥皂和流动水认真洗手。
- ◆ 不随地吐痰，咳嗽打喷嚏要掩住口鼻。
- ◆ 常开窗通风，保持室内空气新鲜。
- ◆ 绝不浪费休息时间，避免过度疲劳。
- ◆ 根据天气变化适时增减衣服，避免着凉。
- ◆ 如果有发热、咳嗽等症状，应及时到卫生队检查治疗。
- ◆ 一旦确诊为传染病，应主动隔离，防止传给他人。
- ◆ 按要求接种疫苗。
- ◆ 积极参与搞好营区卫生。

部队常见的经消化道（经口）传播的传染病有细菌性痢疾、甲肝及绦虫病等。

此类传染病的预防原则有：

- ◆ 勤洗手，注意个人卫生。
- ◆ 瓜果蔬菜要彻底洗干净再吃，若部分腐烂则不能吃。
- ◆ 对于有异味的饭菜要向炊事班长提出更换。
- ◆ 饮用干净的开水，不喝生水，尽量少喝饮料。
- ◆ 尽量不共用餐具，提倡用公筷、公勺。
- ◆ 一旦发生肠道传染病症状应及时报告、及时就医。
- ◆ 及时清理垃圾桶、厕所等易滋生蚊蝇的地方，消灭蚊子、苍蝇、老鼠、蟑螂等"四害"是预防肠道传染病的一项重要措施。

· 防治传染病四大法宝 ·

细查症状早发现，发现疫情早报告；
采取措施早隔离，及时就医早治疗。

流行性感冒

流行性感冒（简称流感），是由流感病毒引起的传染病，在冬春交替季节易发生。流感患者是主要传染源。流感病毒可经说话、咳嗽、打喷嚏等方式散布于空气中被易感者吸入而感染。

症状与危害

流感症状以发热、怕冷、头痛、全身酸痛及乏力为主，伴有流涕、喷嚏、鼻塞及咳嗽等呼吸道症状。部分患者会出现食欲减退、恶心。发热2～3天后呼吸道症状更为明显。甲型H1N1流感最明显症状是体温突然超过39℃，肌肉酸痛感明显增强。更多的损害症状视有无严重并发症而呈现。

综合预防

想要预防流行性感冒，需要做到以下几点：

◆ 加强日常体育锻炼，提高抗病能力。

◆ 抓紧时间休息，避免过度疲劳。

◆ 定时开窗通风，保持屋内空气清新。

◆ 勤洗手，用肥皂和流水认真洗手。

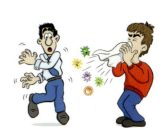

◆ 食醋熏蒸，进行室内空气消毒，也可用1%的漂白粉澄清液喷洒室内外。

◆ 咳嗽、打喷嚏时，要掩住口鼻，防止他人感染。

◆ 流感流行时，应暂停大型集体性活动。

◆ 必要时，可采取集体检疫措施，比如测体温等。

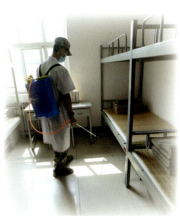

◆ 在易发季节，可口服板蓝根冲剂进行预防，并积极注射流感疫苗。

患病后自我应对

流感症状与普通感冒类似,所以常易被忽视。在患病后,应及时做出以下应对:

◆ 若出现高烧或全身症状严重,应尽快请医生诊治。

◆ 注意充分休息,多饮水,并选择食用米粥、面片等易消化的食物。

◆ 患病后,应迅速报告至连队主官及卫生队,以便尽快启动预案。

◆ 愉快接受隔离,做好自我心理调节,并积极配合治疗。

◆ 注意口腔、饮食及手部的卫生,以防继发其他严重疾病。

◆ 积极参与预防工作,如室内消毒、测体温等。

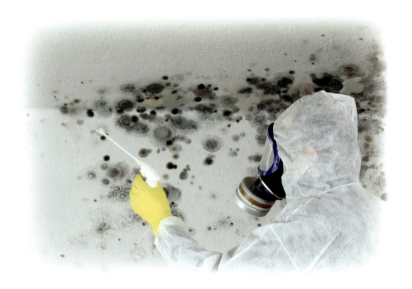

外出一定戴口罩,与人距离一米好;

不去人群密集处,非令别去凑热闹;

经常开窗通通气,勤洗手脸打肥皂;

流感病毒危害大,清洁消毒很重要。

传染性非典型肺炎

传染性非典型肺炎，俗称"非典"，简称 SARS，是一种因感染 SARS 相关病毒而导致的传染性疾病。患者是主要传染源，主要通过近距离飞沫传播（如打喷嚏、咳嗽等）或接触患者的分泌物（如口水、汗液）而传播。"非典"一旦发生，人群普遍易感。

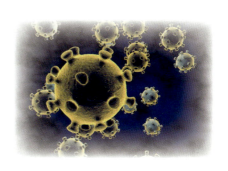

症状与危害

表现为发热（体温高于 38℃）、咳嗽、呼吸加速、气促或呼吸窘迫综合征等症状，可据此进行自我判断。

"非典"具有极强的传染性，并且一旦发病，病情进展迅速，对人体的呼吸系统破坏性极大，甚至威胁生命，患者中有十分之一的人可能最终死亡。

综合预防

想要预防非典型肺炎，需要做到以下几点：

◆ 最为重要的就是勤洗手，要用肥皂和流动水充分洗手。
◆ 宿舍、餐厅及礼堂等场所，应尽可能常开窗通风。
◆ 去人群密集场所要佩戴好口罩。
◆ 对营区室内外环境以及经常使用或触摸的物品、器具要定期消毒。
◆ 若怀疑自己患病，应及时去医院就诊。

患病后应对

"非典"目前尚无特效药，以综合治疗为主。近年来，"非典"呈偶发的趋势。但是，在营区，官兵必须对"非典"保持足够警惕，加强营区与个人防护，以防其卷土重来。在"非典"预防工作中，对疑似患者或确诊患者的正确处理是非常关键的环节。**营区一旦发现"非典"疑似患者，应迅速对其进行隔离，并在 2 小时内上报上级卫生部门**。与此同时，立即启动传染病紧急预案。

要特别强调的是，鉴于"非典"属烈性传染病，且对身体损伤巨大，官兵中一旦有人疑似或确诊为"非典"，在一般治疗的基础上，**要特别重视心理疏导工作**，心理疏导工作的重点包括：正确认识"非典"，克服恐惧心理，培养阳光心态，重塑生活信心等。

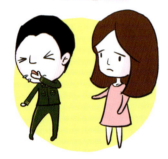
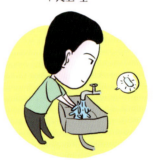
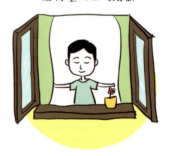

预防 SARS、新型冠状病毒肺炎要做到"四勤三好"

勤洗手，勤洗脸，勤饮水，勤通风；

口罩戴得好，心态调整好，身体锻炼好。

肺结核

肺结核是由结核分枝杆菌引起的肺部感染性疾病。传染源是排菌的肺结核患者。主要通过患者带菌的痰、飞沫及尘埃经呼吸道传染,也可以通过血液等途径传播,引起肺外结核病。

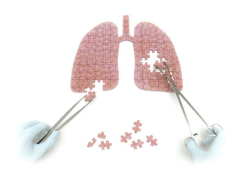

症状与危害

全身症状表现为低热、盗汗、乏力、消瘦、食欲下降、体重减轻和月经失调。另有咳嗽、咳痰或伴咯血、胸痛、呼吸困难等症状。**特别值得注意的是,如果持续咳嗽、咳痰 2 周以上,或痰中带血,应主动报告并及时就医明确是否患有此病。**

综合预防

想要预防肺结核,需要做到以下几点:
- ◆ 讲文明,不随地吐痰。
- ◆ 开窗通风,保持室内空气质量优良。
- ◆ 积极锻炼身体,增强体质,提高对结核病的抵抗力。
- ◆ 按计划接种卡介苗。
- ◆ 对患者和带菌者进行控制、隔离。

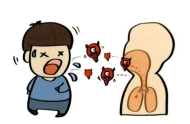

患病后应对措施

听从医嘱,坚持早期、联合、适量、规律和全程服用抗结核的药物。常用的药物有:利福平、异烟肼及链霉素等。注意休息,加强营养,适当锻炼身体,提高抗病能力。

麻疹

麻疹是由麻疹病毒引起的急性呼吸道传染病。病人是主要传染源,传播途径主要通过打喷嚏、咳嗽、说话时的飞沫直接传播,也可经接触传播。

症状与危害

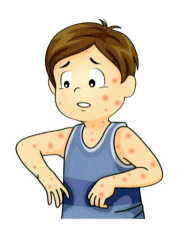

◆ 麻疹传染性很强,在人口密集而又未普种疫苗的地区约 2~3 年会发生流行。

◆ 面部、躯干等出现红色斑丘疹,疹退后遗留有色素沉着,且伴有糠麸样脱屑。

◆ 有发热、上呼吸道炎症、眼结膜炎等症状。

综合预防

想要预防麻疹,需要做到以下几点:
◆ 积极配合接种麻疹疫苗。
◆ 房间要通风,勤洗晒衣被、用具等。
◆ 麻疹流行期不到人多密集的公共场所。
◆ 病人住过的房间可采用过氧乙酸或紫外线照射消毒。

患病后自我应对

保持室内空气流通和湿润,多休息,多饮开水,饮食把握清淡、营养、易消化的原则,注意口腔和眼的清洁。

流行性腮腺炎

流行性腮腺炎，简称流腮，亦称痄腮，俗称"猪头疯""对耳风"等，是春季常见病，也是儿童和青少年中常见的呼吸道传染病，亦可见于成人。患者为传染源，飞沫的吸入是主要传播途径。

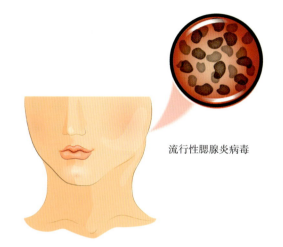

流行性腮腺炎病毒

症状与危害

◆ 流行性腮腺炎的一般症状为发病时可有发热、头痛、无力和食欲不振等症状。

◆ 发病1～2天后出现耳部疼痛，然后出现腮腺肿大，腮腺肿大由一侧开始，2～4天后双侧肿大。

◆ 腮腺肿大表现为一侧或两侧耳垂下肿大，肿大的腮腺常呈半球形，以耳垂为中心边缘不清，表面发热，张口或咀嚼时口角感到疼痛。

患病后应对措施

◆ 及时去卫生队或医院诊疗。

◆ 积极配合隔离。

◆ 吃一些有营养且易于消化的食物，如稀饭、面片汤等。

◆ 禁食酸辣、干硬的食物，以免刺激唾液腺分泌，使腮腺的肿痛加重。

◆ 宿舍要定时通风换气，保持空气流通。

◆ 注意口腔卫生，用温盐水漱口，以清除口腔内的食物残渣。

水痘

水痘是由水痘带状疱疹病毒引起的急性传染病,多见于儿童,偶发于成年人。该症具有高度的传染性,易造成小区域的流行,愈后一般可获终身免疫。水痘主要通过飞沫和皮肤接触传播。

症状与危害

水痘症状主要有低或中度发热、头痛、肌痛、关节痛、全身不适、食欲不振及咳嗽等症状。起病后,会在数小时或在1~2天内,即可见躯干及四肢出现皮疹或带状疱疹。

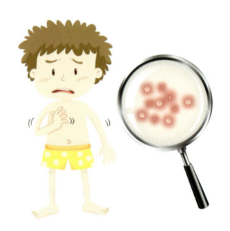

综合预防

想要预防水痘,需要做到以下几点:
- 加强宿舍的通风换气,定期对室内外环境进行消毒。
- 平时加强身体锻炼,提高个人免疫功能。
- 营区出现水痘患者,应对其进行隔离,并减少他人与患者接触。
- 接触患者后需彻底洗手。

患病后应对措施

- 尽快接受正规治疗。
- 进食易消化的流质食物,如粥、面片或牛奶等。
- 多吃新鲜水果和蔬菜,以补充体内维生素。
- 大量饮用开水。

猩红热

猩红热是由乙型溶血性链球菌引起的一种急性传染病,通过呼吸、打喷嚏、咳嗽及讲话等方式产生飞沫而传播,患者或病菌携带者是主要传染源。

症状与危害

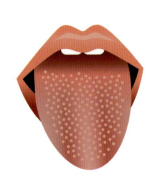

- 本病起病突然,发热、咽痛为其早期表现。
- 较重者可出现头痛、呕吐,其后会出现舌乳头红肿肥大,即"杨梅舌"。
- 发病后,全身会约在 24 小时后出现红色皮疹。
- 患者口唇周围不出皮疹而显苍白,会形成围绕口周的苍白圈。
- 退疹后 7 天左右,患者会开始脱皮屑,会呈现糠屑样脱落或大片脱皮。

综合预防

想要预防猩红热,需要做到以下几点:
- 加强营区消毒,室内通风换气。
- 餐具、用具要煮沸消毒。
- 与患者接触时,应佩戴口罩。
- 有呼吸道感染或皮肤病损的餐饮人员,应暂停工作。

患病后应对措施

一旦发觉出现发热或皮疹,应及时就诊。特效治疗首选青霉素 G,过敏者可口服红霉素、螺旋霉素等。应卧床休息,饮食要有营养、易消化,多喝水。

细菌性痢疾

细菌性病疾，简称菌痢，是由痢疾杆菌引起的急性肠道传染病。患者和带菌者是主要传染源。主要通过患者或病菌携带者直接或间接地经食物或水传播。

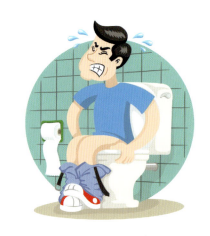

症状与危害

急性典型菌痢表现为怕冷、发热、腹痛、腹泻及大便时里急后重，呈黏液脓血样。慢性菌痢病情可达两个月以上。严重者抢救不及时可导致死亡。

综合预防

想要预防细菌性痢疾，需要做到以下几点：

- ◆ 加强营区"三管一灭"工作，即管水、管粪、管饮食，消灭苍蝇。
- ◆ 瓜果蔬菜应彻底洗净后再食用。
- ◆ 不吃腐败变质的食物。
- ◆ 不喝生水，尽量少喝冷饮。
- ◆ 对从事饮食工作的人员，应定期体检并进行粪便培养检查。

患病后自我应对

- ◆ 去卫生队或医院及时就诊，合理用药。
- ◆ 卧床休息，保证睡眠。
- ◆ 饮食多以流质、半流质为宜，忌食多渣、多油或刺激性强的食物。
- ◆ 口服补液（淡糖盐水或清米汤加盐），若不会造成呕吐，可尽量多喝。
- ◆ 注意腹部保暖，禁止冷水浴。

艾滋病

艾滋病，全称为获得性免疫缺陷综合征，是人体感染了艾滋病病毒（HIV）所导致的传染病，世界卫生组织于1988年1月将每年的12月1日定为世界艾滋病日。

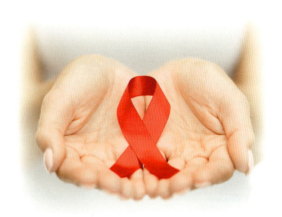

艾滋病病毒感染后要经过短则几年、长则数十年的潜伏期，这些人称为艾滋病病毒感染者，他们没有任何感觉，外表与健康人一样。这类人群是最危险的传染源，他们的血液、精液、阴道分泌物、乳汁、伤口渗出液等均有艾滋病病毒，很容易传染给他人。该病尚无治疗特效药，预防就是最好的治疗。

传播途径

◆ **性传播** 包括同性及异性之间的性接触，肛交、口交有着更大的传染危险，是艾滋病感染的主要途径。

◆ **血液传播** ①输入污染了HIV病毒的血液及血液制品；②使用污染了HIV病毒的医疗器械，如针头、注射器等；③使用污染了HIV病毒的生活用具，如牙刷、剃刀，但罕见。

◆ **母婴传播** 经胎盘、产道或经哺乳传播。

> 防祸于先而不致于后伤情。知而慎行，君子不立于危墙之下，焉可等闲视之。
>
> ——孔子

一起谈话　　握手、拥抱　　咳嗽、打喷嚏　　共用文具　　共用劳动工具

日常接触不传播

 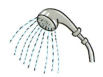

一起吃饭　　一起沐浴　　共用被褥　　一起游泳　　蚊虫叮咬

艾滋病高危人群

- 男男同性恋者。
- 暗娼人群。
- 性乱者。
- 接受输血或血液成品者。
- 与高危人群发生性行为者。
- 吸毒者。
- 血友病患者。

症状与危害

艾滋病分为三期，即急性期、无症状期和艾滋病期。急性期症状表现为伤风、流感、全身疲劳无力、食欲减退、发热及体重减少。无症状期无明显临床表现，可持续 6~8 年或更长。艾滋病期随着病情的加重，身体抵抗力会持续下降，各种疾病或症状会日见增多。

艾滋病病毒主要攻击摧毁人体的免疫系统，患者的症状复杂多变，最后大多因为身体抵抗力太差和各种病毒、细菌感染而丧命。

综合预防

◆ 性行为途径预防

- 洁身自爱，遵守性道德，不要有婚前和婚外性行为。
- 不参与卖淫嫖娼。
- 禁止发生危险性行为。
- 结婚即发生性行为前，双方应做婚前检查，必要时使用安全套。
- 怀疑配偶已感染或患病时，应正确使用安全套。

◆ 输液、体液途径预防

- 不随意输血和使用血液制品。
- 不吸毒，不共用注射器及针头等注射物品。
- 不去非正规医院或其他医疗机构打针、拔牙或手术。
- 不去卫生无法保证的理发店和美容院理发、美容。
- 刮脸刀、电动剃须刀及牙刷必须自备，不可借用。
- 不用未经消毒的针及相关用具穿耳或文身。
- 救护伤员时要防止互沾破损的皮肤、黏膜。

◆ 母婴传播途径预防

- 有性乱史女性应先排查是否感染艾滋病后，再考虑怀孕。
- 受艾滋病病毒感染的女性，如有孕育生命的需要或已经怀孕，应尽快到有关专业医疗机构咨询注意事项或寻求预防胎儿感染的方法。

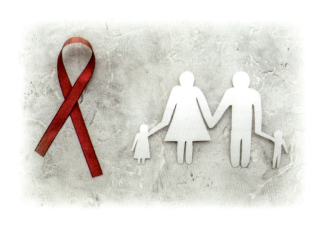

甲型病毒性肝炎

甲型病毒性肝炎俗称"甲肝",是由甲型肝炎病毒引起的急性肝脏炎症。患者及无症状感染者为主要传染源。甲肝经水与食物传播,比如共用餐具、共用脸盆毛巾或通过粪便污染食物或水源而造成局部地区流行。值得警惕的是,食用生的或半生含本病毒的贝类如牡蛎、蚶等也可感染。

症状与危害

甲肝起病较急,以发热、恶心、厌油及上腹不适为主要表现,部分患者可出现黄疸。甲肝进展迅速,若治疗不及时,可造成死亡。

综合预防

想要预防甲型病毒性肝炎,需要做到以下几点:

- ◆ 生吃瓜、果要洗干净。
- ◆ 不吃不干净的食物,不喝生水。
- ◆ 食品加工方面,特别是水产品,一定要高温加热,一般情况下,食物加热至100℃,维持1分钟,就可以使甲肝病毒失去活性。
- ◆ 养成良好的卫生习惯,如饭前、便后洗手,实行分餐制等。
- ◆ 避免酗酒或服用对肝脏有害的药物。
- ◆ 驻地发生甲肝流行时,应及时配合进行疫苗接种。
- ◆ 积极参与灭蝇、防蝇工作。
- ◆ 若在餐饮岗位,请按规定进行健康检测。

患病后自我应对

- ◆ 患病后应立即就医,积极配合医生治疗。
- ◆ 不可自行随意用药,以免加重肝脏负担。
- ◆ 患病期间应加强营养补充。
- ◆ 积极休息,根据具体情况确定休息级别。

乙型病毒性肝炎

乙型病毒性肝炎，简称"乙肝"，是由乙型肝炎病毒引起。乙肝主要通过体液传播、母婴垂直传播等途径传播。乙肝在我国的流行非常严重，乙肝病毒的携带率大概为 7%。

症状与危害

多数患者起病缓慢，以乏力、腹部不适及右肋隐痛等为主要表现。小部分人可有关节痛、皮疹和低热。乙肝病毒携带者一般没有明显症状，仅在化验检查时偶然发现。重型乙肝患者可发生肝坏死，进而因肝功能衰竭而死亡。部分患者可发展为肝硬化甚至肝癌。

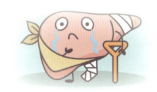

综合预防

预防乙肝，重点在于防止其通过血液和体液传播：

- 不去非正规医疗、美容机构打针、拔牙、输血或文身。
- 餐具、剃须刀、牙刷等要专用。
- 不随意输血和使用血液制品。
- 任何时候都要远离毒品。
- 肝功能异常者不得从事连队炊事工作。
- 积极配合接种乙肝疫苗。

患病后自我应对

- 急性期卧床休息，补充 B 族维生素及维生素 C。
- 其余措施同甲肝。

此外，要特别注意乙肝患者的心理疏导。在营区内发现乙肝患者后，还要注意消除其他官兵的恐慌心理。不要歧视乙肝病人，国家有关文件已明确规定就职体检乙肝检查不列入。

流行性乙型脑炎

流行性乙型脑炎（简称乙脑）是由乙脑病毒引起的传染病，其传染源是受感染的动物和人。主要通过蚊虫叮咬而传播。

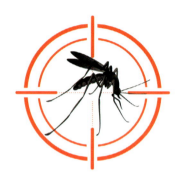

症状与危害

主要表现为发热、剧烈头痛，恶心、呕吐及嗜睡不醒等。重症患者可出现抽搐、昏迷，甚至出现呼吸衰竭而死亡。

综合预防

想要预防流行性乙型脑炎，需要做到以下几点：
- 积极配合接种乙脑疫苗。
- 站岗、巡逻时要穿好防护服，头、颈、手等裸露部位要涂抹驱蚊剂。
- 在室内应使用纱窗、蚊香、蚊帐。
- 积极参与打扫营区卫生，清扫卫生死角和积水，疏通下水道。
- 喷洒消毒杀虫药水，消除蚊虫滋生地，降低蚊虫密度。

患病后应对措施

- 患病后应及时去卫生队或医院诊疗。
- 积极配合医生，注意营养与液体的补充。
- 使室温保持在26℃左右，以减少流脑引起的并发症。

登革热

登革热是登革病毒引起的急性传染病，主要通过蚊子传播。该病分布广、发病人数多、传播迅速且危害较大。患者和隐性感染者为主要传染源。此外，蝙蝠、猴、鸟类和狗等动物也能传播此病毒。

症状与危害

登革热的症状：**突发高热**+"**三红征**"+"**三痛**"

◆ **突发高热**：即迅速发热伴畏寒现象，体温可在24～36小时内达39～40℃。

◆ "**三红征**"：即面、颈、胸部潮红，甚至出现眼结膜充血、浅表淋巴结肿大、牙龈等无端出血及其他症状。

◆ "**三痛**"：即患者伴随较强烈的头痛、眼眶痛、肌肉关节和骨骼痛，整个人觉得疲乏，甚至有恶心呕吐。

综合预防

登革热预防措施的重点在于**防蚊和灭蚊**。

◆ 对饮用水要严防蚊子进入。

◆ 室内可用敌敌畏喷洒灭蚊。

◆ 室外可用50%马拉硫磷、杀螟松喷雾灭蚊，或在重点区域进行广泛的药物喷洒。

◆ 营区亦可使用物理性的防蚊工具，如防蚊纱窗、纱门、纱网等。

◆ 在冬天的时候也要特别注意防止室内蚊虫的滋生。

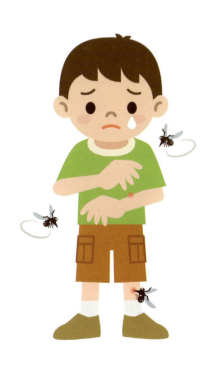

狂犬病

狂犬病是由狂犬病毒引起的一种人畜共患的急性传染病。主要由携带狂犬病病毒的犬、猫等动物咬伤所致，一旦发病，病死率达100%。值得注意的是，很多看上去健康的动物，体内也有携带病毒的可能。

症状与危害

患者主要表现为特有的狂躁、恐惧不安、怕风怕水、流涎和咽肌痉挛症状，最终发生瘫痪而危及生命。

现场处理

一旦被动物咬伤，按照伤害的程度，一般来说，若咬伤处皮肤无破损，仅现场处理即可；若皮肤有破损，还应注射疫苗。

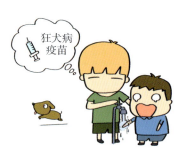

现场处理包括：

第一步：针刺伤口周围的皮肤，尽力挤压出血或用火罐拔毒。

第二步：用肥皂水或清水冲洗伤口，不短于15分钟。

第三步：尽量敞开伤口，不应缝合和包扎，并及时就医。

入院处理包括：

按照咬伤的程度，由医务人员进一步处理伤口，注射狂犬病免疫球蛋白或血清，随后接种狂犬病疫苗。

预防措施

想要预防狂犬病，需要做到以下几点：

◆ 为军犬、宠物按时接种兽用狂犬病疫苗。

◆ 带犬外出时要使用犬链，佩戴笼嘴，以防止咬伤他人。

◆ 一旦被咬伤，一定要规范、按时并全程接种狂犬病疫苗。

淋病

淋病是淋球菌引起的以泌尿生殖系统化脓性感染为主要表现的性传播疾病，多发生于性活跃的青年男女，主要通过性途径及间接接触传播，传染源是淋病患者。

症状与危害

◆ **男性淋病**　发病初期的典型症状为尿道口灼痒、排尿灼痛。疾病初期，由于无明显症状，常常难以发现疾病。病程中长期，会伴有灼热、灼痛、排尿困难等症状。尿道长期炎症，分泌物堆积不能正常排出，炎症加重，可向后尿道扩延，导致并发男性其他疾病，如尿道炎、前列腺炎等。

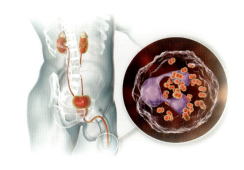

◆ **女性淋病**　急性发病，起初无症状，随着病情发展，会相继出现尿道炎、宫颈炎等症状，其中以宫颈炎最为常见。如果感染后不及时治疗可转为慢性淋病，出现白带变黄、白带量多、下腹坠胀及四肢酸痛等症状。

预防措施

想要预防淋病，需要做到以下几点：

◆ 避免与淋病患者或可疑带菌者发生性接触。

◆ 避免非婚性行为。

◆ 提倡安全性行为，推广使用安全套。

◆ 遵守道德规范，严禁淫乱，避免不洁性行为。

◆ 高危人群应定期检查，以及时发现是否感染。

血吸虫病

血吸虫病是由血吸虫引起的一种慢性寄生虫病，我国主要流行的是日本血吸虫病，俗称"大肚子病""水鼓病"，主要通过皮肤、黏膜与疫水接触被感染。钉螺是血吸虫幼虫的唯一中间宿主。患者的粪便中含有血吸虫活卵，为本病主要传染源。

主要流行区域

日本血吸虫病是部队每年抗洪抢险时重点防治的寄生虫病之一，目前主要流行于湖南、湖北、江西、安徽、江苏五省湖区以及四川、云南两省山区。

症状与危害

血吸虫各阶段均对人体有害。尾蚴可引起尾蚴性皮炎；童虫在体内移行时，可对所经过的器官造成机械性损伤出现一过性血管炎；成虫寄生于血管内，可引起静脉内膜炎；虫卵是血吸虫病的主要致病因子，形成虫卵肉芽肿，可引起肝肠等组织坏死。急性期病人可出现肝大、黏液血便。晚期病人可发生肝硬化、腹水等症状。

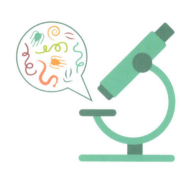

预防措施

想要预防血吸虫病，需要做到以下几点：

◆ 消灭钉螺。

◆ 避免接触疫区水源，必须下水的人员，应使用防护用具。

◆ 接触疫区水源时，应及时服用药物预防。

◆ 管好人、畜粪便，防止粪便污染水源。

疟疾

疟疾是由疟原虫经按蚊叮咬感染人体所致的一种寄生虫病,俗称"打摆子病"。南方多,尤以热带地区为重,主要流行于夏秋季节,通过蚊子叮咬传播。

症状与危害

疟疾的典型症状是高烧、寒战、大汗淋漓。间日疟病人隔日发作一次;恶性疟病人发作不规律,来势凶险,常出现脑部症状,如不及时抢救,易发生生命危险;反复发作后可出现贫血与脾肿大,可发生肾炎、黑尿热、关节炎等。

临床症状通常有前驱、发冷、发热及出汗四期。

预防措施

防治疟疾的主要手段是灭蚊,灭蚊的主要措施有:

◆ 环境治理,清除营区积水、杂草和垃圾,喷洒灭蚊药,清除蚊蝇滋生地。

◆ 宿舍内应使用蚊香、蚊帐,还可使用氯氰菊酯浸泡的蚊帐以有效防止蚊虫叮咬。

◆ 战士在外站岗、巡逻时要穿好防护服,对头、颈、手等裸露部位要涂抹驱蚊剂,减少蚊子叮咬的机会。

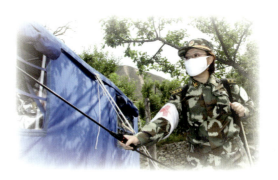

◆ 进行预防服药,如服用氯喹、哌喹或哌喹+乙胺嘧啶。

◆ 若出现疑似症状时,应及早入院确诊,以免贻误病情。

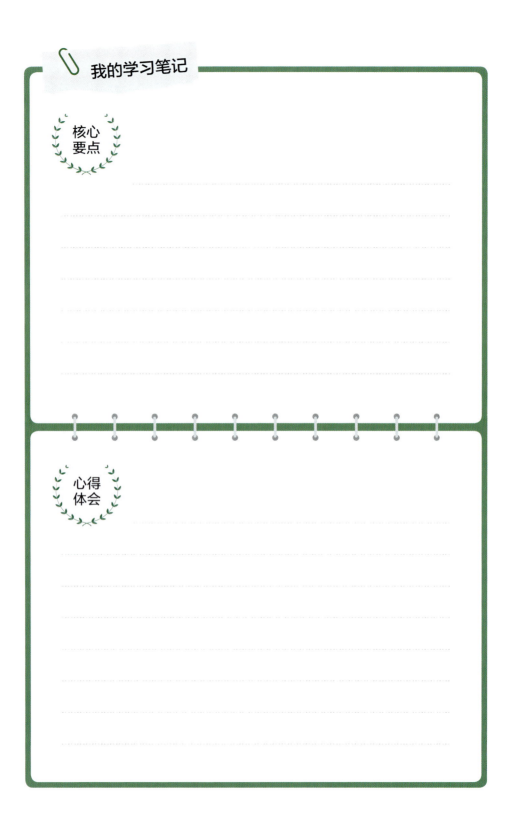

08

特殊环境卫生

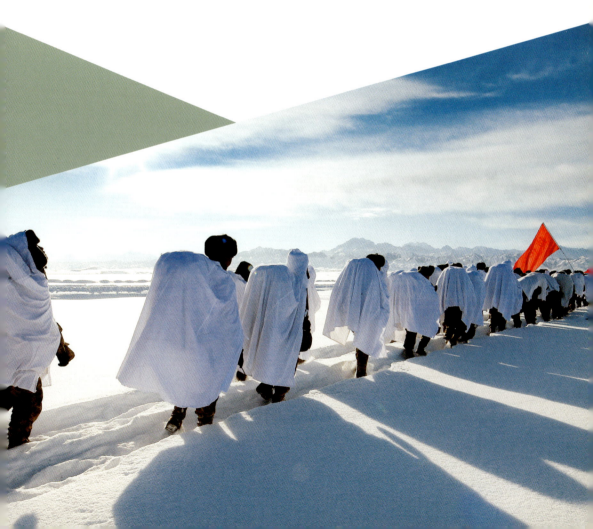

热区环境特点及其防护

我国热区气候分为**湿热气候**和**干热气候**。

湿热气候　主要指长江以南、东南沿海的浙江、江苏南部、广东、广西、福建、海南、云南南部、中国台湾以及西部海拔 1500 米以下的谷地。

干热气候　主要指徐州、郑州、西安一线以南至长江，以及新疆、宁夏、甘肃、内蒙古、山西及东北等 9 省的沙漠、戈壁地区。

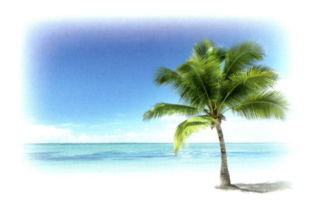

热区气候对健康的影响

◆ **热**　在热环境下，人们最易发生中暑。

◆ **昆虫**　热区危害健康的昆虫和动物较多，尤其在丛林地区及野外，易受毒蛇、蜈蚣、蝎子、黄蜂及蚊子等的骚扰。

◆ **病**　一类是皮肤病，如疖、肿、癣、痱子、阴囊皮炎、湿疹、脚气和晒斑；另一类是热区疾病，热带环境易发生虫媒传染病、自然疫源性疾病和寄生虫病。

◆ **伤**　热气候条件下，易发生烂脚、外伤、水浸泡足和稻田足等伤情。

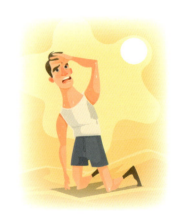

炎热天气自我应对措施

◆ **补水** 应时刻记得补充水分,每天饮水应不少于2500毫升,大约10杯。尤其是在进行大强度训练、长时间执勤时,应相应增加水量,必要时需补充电解质(最方便的替代品就是糖盐水,可找1个啤酒瓶,向里面加满温水,再向其中加入1啤酒瓶盖糖、半瓶盖盐,摇匀饮用即可)。

◆ **休息** 在制度、任务允许范围内,能休息时尽量多休息,以缓解炎热导致的身体疲劳。

◆ **避光** 执行任务或训练时,在条件允许的情况下,应尽量选择阴凉处;露天训练及劳动时,要戴宽檐帽,不要赤膊,以防止晒伤。

◆ **饮食** 在炎热条件下,体内血液会大量流入皮肤和肌肉以利于身体散热,但同时也会导致消化功能降低。此时应少食多餐,清淡饮食,要多吃蔬菜、水果,并且不要贪食冰镇食品。

◆ **卫生** 注意个人卫生,勤换洗衣物。

◆ **防病** 从衣服鞋袜、药品准备等方面做好防虫、防病、防受伤等措施。

◆ **遵规** 服从组织安排,听从医务人员的监督和指导,配合部队做好相关防暑降温工作。

◆ **其他** 室内空调温度应适宜,不可太低;避免空调、风扇直吹身体;大汗淋漓时禁洗冷水澡。

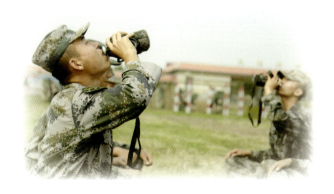

中暑的防治

中暑是指人体因受烈日曝晒或在高温环境下机体体温调节功能紊乱所致的急性疾病。在高热环境中从事高强度训练、执行重体力或长时间任务,未及时补充水分或水分补充不够,有其他疾病等都会成为中暑的诱发因素。

症状与危害

轻者:大量出汗、口渴、头晕、喘气困难、心慌、恶心或四肢无力,体温通常在38℃以下。

重者:体温通常在38℃以上,面色发红或苍白,会出现血压下降、肌肉疼痛性痉挛、意识模糊或晕倒。

自救与施救

◆ **自救** 存在诱因且出现上述症状时,应保持镇定,示意战友自己可能中暑,在他人协助下到阴凉通风处坐下,解开衣扣,并应及时补充水分,休息直至恢复正常。

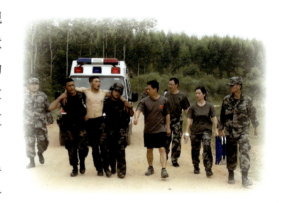

◆ **施救** 当发现有人中暑时,要第一时间通知医生,同时采取如下施救措施。

■ 立即将中暑者搬到阴凉通风处,使其保持平卧位,松解衣服,不要让他人围观。

■ 给予中暑者含盐凉开水或清凉饮料,还可口服人丹、十滴水或用清凉油涂擦其太阳穴。

■ 应对中暑者采用吹送凉风并喷凉水等措施进行物理降温。对于高热者,可用冷水或加入少量酒精擦浴进行物理降温。

- 可指掐或针刺人中、太阳、风池、合谷、曲池、内关及足三里等穴位，如中暑者出现昏迷，可加刺十宣、百会等穴。
- 重症中暑者应立即送往卫生队或附近医院救治。

预防

◆ 进行耐热锻炼，增强抗热能力。如在入夏前，循序渐进的增加室外训练时间，使机体建立起良好的热适应。

◆ 训练时携带含盐的凉开水。

◆ 当在高温、高湿环境中出现头晕、面色潮红、皮肤干热等中暑先兆症状时，应及时脱离高温环境，并及时补充淡盐水。

◆ 在制度和任务允许的范围内，应尽量避免烈日直接照射，可利用阴凉处躲避日光，并应适当缩短高温作业时间。

◆ 服用人丹、十滴水或涂抹清凉油等防暑药品。

◆ 平时做好体格检查。

· 中暑自救 ·

当新兵忙训练，出汗多中暑现。
感觉差需重视，早示意不慌乱。
阴凉处好休息，解开衣呼吸慢。
凉盐水清凉油，防中暑小神丹。

寒区气候特点及防护

我国寒区主要是指东北、华北及西北的北部地区。青藏高原属高寒地区。

寒区气候特点

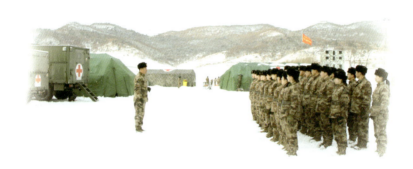

◆ 气温低、寒期长。我国寒区最低气温可达零下25℃～零下50℃；一般气温在0℃以下的时间，约有4～6个月。

◆ 绝对湿度低、相对湿度高。

◆ 风力大、寒潮霜冻多。

◆ 雪期长，结冰期长。

寒冷气候对健康的影响

◆ **寒冷条件下的生理反应** 人体体温调节反应增强；皮肤血管收缩，散热减少；人体末梢部位疼痛，继而麻木，甚至丧失知觉，并产生冻伤；排尿增加。

◆ **局部影响** 若受寒部位温度降至冰点以下，组织中的水会开始结冰，造成局部冻伤。多发生于四肢和耳朵。

◆ **全身影响** 当身体暴露在极端寒冷环境时，首先会出现强烈的寒战，随后体温会开始下降；当直肠温度降至35℃时，代谢开始减弱；降至

33~30℃时，寒战停止，发生肌肉僵直，即"冻僵"；当直肠温度达到31℃时，人将意识不清。

寒冷天气自我应对措施

在寒冷环境下，人体的耐寒力不足以抵御严寒的侵袭，必须采取有效的防寒保暖自我应对措施，以增加产热和减少散热，从而维持体温平衡，同时应加强耐寒训练，建立冷习服。

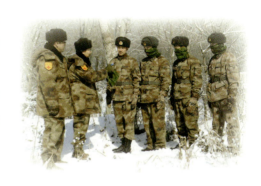

◆ **减少散热**

■ **加强着装保暖**：学会正确穿用防寒服装和装备，保持服装整洁，避免因衣服脏污或汗湿而降低隔热作用。

■ **注意户外作业保暖**：经常揉搓双手和颜面部，还可进行跺脚，以增加产热并促进血液循环，避免在寒风中静止不动。雪天行军时，要扎好裤脚和领口，防治灌雪沾湿内衣和鞋袜。

■ **注意头面、手、足保暖**：执行任务或训练时，要保证棉帽干爽、大小适中，棉帽过大容易漏风、保暖性差，过小则会影响血液流通，如发现帽子潮湿或大小不合适，要及时调换。如果条件允许，最好佩戴防寒面罩，既能保护面部还能盖住双耳，能够有效防止脸颊、双耳的冻伤，在极寒条件下甚至可以佩戴双层面罩。足部应注意鞋袜要宽松适度，不宜过紧，最好穿着部队统一配发的冬袜，既透气又防寒。应铺垫厚一些的棉鞋垫，防寒靴中的鞋垫就是不错的选择，要保证鞋垫的干爽，必要时可垫两层。还要注意保持双足的干燥，作业后应用热水洗脚。并指手套的保暖性比分指手套好，一般情况下可戴并指手套并握拳，以减少散热。

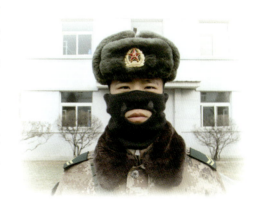

◆ 增加产热

▪ **搞好饮食供应**：在寒冷条件下，官兵易于接受热饮、热食，这不仅能补充能量和水分消耗，更有利于保暖抗冻；还应适当增加主食和油脂的摄入，以保证热量的供应。

▪ **适当运动增加产热**：冬季户外作业特别是静态作业时，应适当活动肢体，做到静中求动，以动防冻。

◆ 建立冷习服

▪ **加强低温环境适应性训练**：长时间反复接受冷刺激而发生的一系列适应性改变，使耐寒能力明显增强，这种变化称之为冷习服。开展冬季抗寒训练，适当的寒冷环境训练可以提高机体对寒冷的适应性，增强官兵身体素质，预防冷损伤，并能保持较高的作业效率。同时注意循序渐进，避免造成冬训伤。

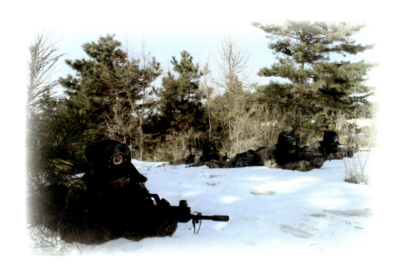

▪ **高原冷习服**：在高原环境下，需要对低氧与寒冷同时习服，需要加强低氧与寒冷同时暴露习服训练的适宜条件。

▪ **其他**：刺五加、五味子、人参及黄芪等能助力加速冷习服，缩短建立冷习服的训练时间，可适当服用。

雪盲症的处理与预防

雪盲症又称"雪光性眼炎",是一种由于眼睛视网膜受到强光刺激引起的暂时性失明症状。这种光照到人的肉眼后,眼睛的角膜、结膜极易发生损伤,诱发奇痒、刺疼、怕光、流泪、充血及水肿,以致短暂性视物不清。由于这种症状常在登高山、雪地和极地探险者身上发生,因此称作"雪盲症"。

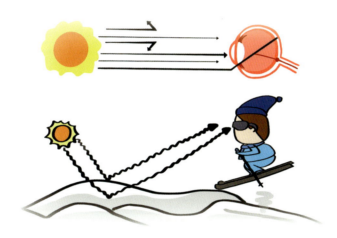

发生原因

◆ 雪光明亮耀眼。
◆ 雪地对阳光的反射率极高,可达到95%,直视雪地如同直视阳光。
◆ 阳光中紫外线长时间辐射于眼睛产生危害。

症状

眼睑红肿,结膜充血水肿,有剧烈异物感和疼痛,怕光、流泪、睁不开眼,发病期间会有视物模糊的情况。多次雪盲可逐渐使人视力衰弱,并会引起长期眼疾,严重时甚至永远失明。

处理

处于严寒地区的战友在执勤过程中，如果发生了雪盲症，可以用眼罩、干净纱布覆盖眼睛，不要勉强用眼，并尽快就医。一般雪盲症可在 1～3 日内恢复。

预防

◆ 通过健康教育，提高广大官兵对雪盲症的认识。

◆ 在雪地作业、行军时，应佩戴防雪盲症的护目镜，以减少雪光及阳光中紫外线对眼睛的强烈刺激和损伤。比较理想的护目镜应该是既能阻挡阳光中的紫外线又能阻挡红外线，也可佩戴防紫外线的太阳镜，还可以选用聚碳酸酯的透镜，或蛙镜式的全罩式灰色眼镜。

◆ 在应急的情况下，可以找一块黑布遮住双眼。也可用纸片、木片或布条等自制一副简易裂孔护目镜，使紫外线进入眼内的量尽可能减少。

◆ 适当补充多种维生素。在食品的选择上，可多食用动物肝脏、胡萝卜、番茄、洋葱、莲子芯及木耳等。

不要以为自己健康就忽视卫生与养性，必须安不忘危，还注意预防诸病。

——培根

冻伤的防治

冻伤是在一定条件下，由于寒冷作用于人体，引起局部的乃至全身的损伤。冻伤的发生除了与寒冷的强度、风速、湿度及受冻时间有关，还与潮湿、局部血液循环不良和抗寒能力下降有关。轻度冻伤时，可造成皮肤组织的红肿、局部血液流通不畅，并产生发痒、刺痛、麻木等感觉，即常见的"冻疮"；重度冻伤时，会伴随失温、皮肤发黑及肢体坏死，随后丧失知觉，造成全身永久性损伤，甚至危及生命。

部队容易发生冻伤的情况

- ◆ 在执行任务或进行军事训练时，在严寒、大风、潮湿条件下长时间站立不动。
- ◆ 由于涉水、出汗或长时间浸在水中等原因导致衣服、鞋袜潮湿，不能及时更换或烤干。
- ◆ 气候突变，如暴风雪或冻雨时，防护措施不力。
- ◆ 疲劳、虚弱、饥饿或失血时，在室外停留过久。
- ◆ 鞋袜过紧，防寒设备丢失、破损，赤手作业。
- ◆ 缺乏耐寒锻炼，缺乏防冻知识。

冻伤的临床表现

多发生于末梢血循环较差的部位和暴露部位，如手足、鼻、耳郭及面颊等处，患部皮肤苍白、冰冷、疼痛和麻木。一般将冻伤分为冻疮、局部冻伤和冻僵三种。冻疮表现为皮肤出现红色或紫色斑块，表面光滑紧绷，触之冰凉、挤压褪色变青。有灼热、疼痛和瘙痒感，受热后更明显。重者可出现水泡或溃烂。当人体在极低温度环境下过度停留，可导致全身冻伤，此情况称为冻僵。

冻伤的应急处理

◆ **迅速撤离冷环境** 发生冻伤后,应尽快脱离寒冷环境,撤离过程中要注意保温,最好保持在 22~25℃。

◆ **恢复温度** 抓紧时间尽早快速复温,复温原则是由里到外,由躯干到四肢,切忌先行四肢复温,避免血液流入四肢造成内脏器官供血不足;可采用全身浸浴法,浴水温度保持 35~42℃。神志清醒 10 分钟后,将患者移出擦干放进温暖的棉被中。

◆ **物理热敷** 冻伤的肢体给予保暖、抬高并限制活动,救治时严禁火烤、雪搓,冷水浸泡或猛力捶打患部。

◆ **给予热饮料或少量饮酒** 以增加热量,加速血液循环。

◆ **及时就医** 严重者立即送往卫生队或附近医院救治。

◆ **冻疮的处理** 患者不能搔抓、火烤或雪搓冻疮部位。加强该部位保暖工作的同时,根据实际情况选择下面的一种措施即可。

- 患处涂擦正骨水、十滴水揉搓,每天 3~4 次。
- 先用热水浸泡患处皮肤,再将冻疮膏涂于患处,并反复揉搓。

冻伤的防治

◆ **预防**

- 提高思想认识,做好预防工作。
- 进行耐寒锻炼,提高耐寒能力。
- 密切注意气象信息,适时采取防寒保暖措施。
- 保护好易冻部位,做好手足、鼻、耳郭及面颊等部位的保暖,执勤前注意戴好手套、穿厚袜及棉鞋等,如潮湿需及时更换或烤干。
- 尽量保证吃热饭、喝热水。
- 尽量避免在严寒、大风、潮湿条件下长时间站立不动。

◆ **防治五、六、七**

五个字

干:保持衣、鞋、袜干燥。

炼：坚持耐寒锻炼，以炼胜寒。

动：注意静中求动，以动防冻。

热：生活上保证饭、菜、汤三热，做好保温取暖工作。

勤：勤于采取防寒防冻措施，不贪图省事或有侥幸心理。

■ **六不要**

不要穿潮湿、过紧的鞋袜。

不要长时间静止不动。

不要在无准备时单独外出。

不要赤手接触温度很低的金属。

不要用火烤、雪搓或冷水浸泡受冻部位。

不要酗酒。

■ **七勤**

勤进行耐寒锻炼。

勤准备防寒物品。

勤烤换鞋袜、鞋垫。

勤活动手足，揉搓额面。

勤用热水烫脚。

勤互相督促。

勤交流防冻经验。

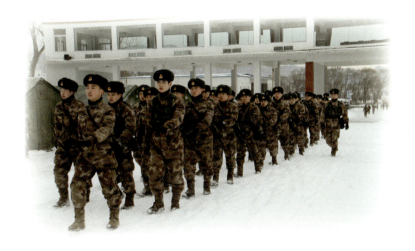

高原环境特点及其防护

医学上通常把海拔接近 3000 米及其以上地区称高原。我国高原地区泛指西藏、青海、甘肃、新疆南部，四川、云南西北部及其他高海拔地区。我国的高原地区分青藏高原、云贵高原、黄土高原及内蒙古高原四大高原，其中青藏高原是地球上面积最大、海拔最高的高原。

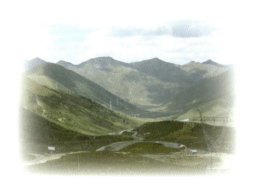

高原环境特点

◆ **低气压、氧气含量少** 海拔越高，大气压越低，氧气越稀薄。

◆ **气温随海拔升高而降低** 每升高 1000 米，气温下降约 1℃，有的地区甚至每升高 150 米即可下降 1℃。

◆ **太阳辐射强，日照时间长，干燥** 海拔越高，紫外线越强，易导致日晒性皮炎或皮肤红斑，甚至皮肤癌。

◆ **沸点低** 大气压降低，水的沸点也下降，在拉萨地区水在 87℃就沸腾，无法保证将饭或馒头做熟。

◆ **降水量和降水日数随海拔高度增加而增加** 山脉顶部白天雨水多，而山谷盆地则以晚上降雨为主。

◆ **高原风速大** 体表散失水分明显高于平原，易造成机体缺水。

高原环境对人体的影响

高原低氧对人体的神经、心血管、呼吸及消化系统等都有不同程度的影响，以神经系统对缺氧最为敏感。

◆ **血液系统** 在进入高原两个小时后，机体会开始产生过多的红细胞以适应缺氧环境，出现高血红蛋白症，但回到低海拔地区后，血红蛋白就会逐渐回到原来的水平。

◆ **呼吸系统** 由于氧气稀缺,人体会感到呼吸急促,如果加上运动,就更有气不够用的感觉。

◆ **循环系统** 初到高原,人体的晨脉(清晨初醒时的脉搏)较海平面水平高 20% 左右,10 天后会降至原来的水平。高原地区冠心病、动脉硬化、糖尿病及肥胖等发病率较低。

◆ **免疫系统** 高原环境下,人体的 T 淋巴细胞会受到损害,使机体非常容易遭受细菌感染。

◆ **生殖系统** 在海拔达到 4300 米高度时,精子的数量和活动能力明显减少,且呈异常形态的精子会增加,但这只是暂时的,当回到低海拔地区,这种现象就可以逐渐恢复正常。女性在此高度时,痛经和月经失调发病率会增加。

初进高原的个人防护

进驻高原的部队按照时间顺序分为前、中、后 3 个阶段,预防也要从这 3 个阶段来进行。

◆ **进驻高原前**

掌握相关知识,消除恐惧心理。

加强适应性训练:在平原可采取强度较大的长跑、负重行军、爬山等运动方式,时间 1 个月以上。

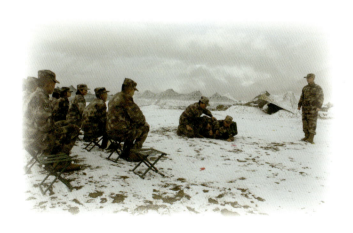

◆ **进驻高原中**

长途乘车前避免饮水过多、吃饭过饱。注意防寒保暖,避免受凉感冒。当出现轻微的高原反应时,应尽量不吸氧,以便更快适应高原环境。

◆ **进驻高原后**

积极休息,恢复体力,预防感冒和冻伤。

保持豁达乐观的情绪,树立良好的自信心,能够减轻高原反应带来的身体不适。

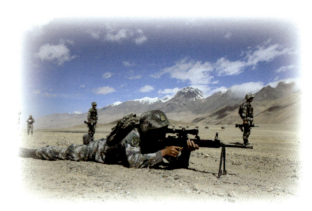

训练、执行任务和劳动时,如果条件允许,动作不宜过猛,并合理安排劳动强度和时间。

饮食上应以高糖、高蛋白、低脂肪饮食为主,适当多饮水,多食新鲜蔬菜和水果。

· 高原病预防 ·

高原进驻前中后,阶段预防要点全。
前期训练消恐惧,途中防晕忌饱餐。
进驻以后需注意,饮食休息想周全。
训练活动循序进,感冒冻伤要避免。

高原病防治

人进入 3000 米以上高原地区，由于大气中氧分压降低造成机体缺氧，出现轻重程度不同的头晕、头痛、心慌、胸闷、气喘、恶心、呕吐、食欲不振、腹胀、失眠和嗜睡、精神紧张、高血压、鼻出血等症状，甚至发生高原肺水肿、脑水肿等严重疾病，这些疾病统称为"高原病"。

临床表现

依其严重程度分为轻型和重型。

轻型：即常见的急性高原反应，进入高原地区数小时内发病，有头晕、头疼、心慌、胸闷气短、眼花耳鸣、食欲减退及腹胀失眠等症状。

重型：分为脑型急性高原病（又称高原昏迷或高原脑水肿）、肺型急性高原病（又称高原肺水肿）。可出现恶心、呕吐、嘴唇或指端发紫、尿少、血压升高或水肿等症状。

高原病的预防

- 了解高原反应常识、克服恐惧心理，越紧张反应会越严重。
- 上高原前体检，确定是否存在不宜进高原的原发病。
- 积极参加循序渐进的高原适应性训练。
- 按医生要求提前服用预防性药物。
- 防寒、保暖，避免受凉、感冒。
- 能休息时尽量休息，以保持体力。
- 饮食上以高糖、高蛋白、低脂肪饮食为主，适当多饮水，多食新鲜蔬菜和水果。
- 严格遵守部队有关进驻高原的相关规定和要求。

轻症高原病的处理措施

症状轻者不需治疗，随着训练进一步深入，生活环境逐步适应，症状会自行消失；症状自感严重者要及时求助军医，同时减少活动，卧床休息，可间断吸氧和对症治疗。

- 保持室内空气湿润，在鼻腔中滴入润湿剂，少吃辛辣食物，多饮开水。
- 在室外活动时，尽量戴口罩以便使鼻腔湿润。
- 掌握鼻出血的紧急处理常识。

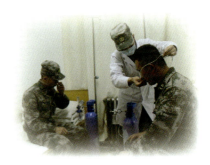

·如何克服高原睡眠障碍·

- 不要过度紧张，要认识到这是一种正常的普通高原反应。
- 保持好室内温度、湿度，失眠严重时，可适当地吸氧。
- 睡前不要喝茶等兴奋性饮料，用热水泡脚或热水淋浴。
- 就寝环境保持安静，睡眠时避免光刺激。

高原危重病症识别及处理

高原肺水肿和脑水肿是严重的高原疾病，不可小看。战友们一定要鉴别自己的症状，做到早报告、早治疗。

◆ 高原肺水肿

表现：发病急，先有头痛、心悸、失眠、厌食、恶心，而后出现频繁咳嗽，并且咳痰，典型的痰呈粉红色泡沫状，痰量极多。

诱因：上呼吸道感染、过度劳累和寒冷是发病三大诱因。

◆ 高原脑水肿

表现：一系列神经精神症状，早期兴奋，而后抑郁，患者出现闷闷不乐，少言寡语，表情淡漠，并有典型的剧烈头痛，频繁恶心、喷射状呕吐。

如果出现以上疾病或类似症状，请立即求助军医！

沙漠环境特点及其防护

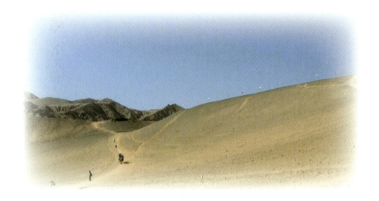

第四次中国荒漠化和沙化状况公报指出：截至 2009 年底，全国荒漠化土地总面积 262.37 万平方公里，占国土总面积的 27.33%，分布于北京、天津、河北、山西、内蒙古、辽宁、吉林、山东、河南、海南、四川、云南、西藏、陕西、甘肃、青海、宁夏及新疆 18 个省（自治区、直辖市）的 508 个县（旗、区）。沙漠气候夏季日照时间长，气温高，温差大，气候多变，雨量稀少，风沙多，沙尘大。

沙漠环境自我防护

◆ **饮水**　每人每日饮水量要达到 10 升以上。

◆ **营养**　沙漠地区官兵不容易获得新鲜的蔬菜水果，需注意补充复合维生素制剂；易腐食品不宜放置过久。

◆ **服装**　服装上应选择浅色、隔热、通气且防风防寒的，并应戴大檐帽。

◆ **个人和环境**　注意环境变化；加强个人卫生，至少 10 天淋浴和换洗衬衣裤 1 次。

急性脱水的救治

救治关键是快速充分补水。

◆ 将脱水者迅速移至阴凉通风处,脱离热暴露。

◆ 脱或松开衣服,使脱水者躺平脚垫高,按摩肢体,促进血液回流。

◆ 对有明显心动过速或站立眩晕者,可由静脉给予生理盐水或5%葡萄糖盐水。

急性脱水的预防和处理

◆ **确保饮水量** ①保证充分供水,沙漠环境中出汗很容易达到每小时1.5升,应适当增加摄水量;②沙漠环境下,轻劳动需水量为每小时1.0~2.0升;中等强度和重劳动,需水量为每小时1.5~2.0升;③事先喝水。在热暴露和劳动之前要多喝水,饮水量应为每次1~2升;④定量强制饮水。口渴不是补水的最初指征,因为在出现口渴之前,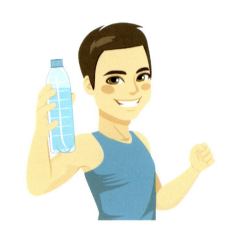身体已经开始缺水了。此外,应注意观察尿色,当尿色加深时,则表示身体缺水,应及时补充。

◆ **遮阴** 应根据实际情况,尽量选择阴凉处训练、劳动。

◆ **穿着衣服** 穿衣戴帽既可隔断外界的热空气,也可防止热辐射,还能减少约20%的失水。衣服选择上,应选浅颜色且宽松轻便的。

◆ **减小训练和劳动强度** 应根据任务的具体情况,制订行动计划,以达到劳逸结合,减少对水的需求。

◆ **加强急救处理** 急性脱水一旦发生,往往伴有高热和中暑,急救处理应包括给水、降温、通风及遮阴等。

◆ **特别提醒** 身体发生脱水后,在短时间内,不能大量喝白开水,否则会引起水中毒。补水时要注意速度,尽量给予糖盐水。

海洋环境特点及其防护

我国是一个海洋大国。有着1.8万公里的海岸线和300万平方公里的海洋国土。为了保卫国家安全和国家利益安全，有无数的官兵生活、工作在海上、海岛和沿海区域。海洋环境与其健康有着密切的关系。了解海洋环境气候特点，有助于官兵更好的维护自身健康。

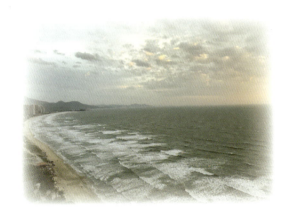

我国海洋气候特点

◆ **黄、渤海海区**　温带海洋性气候，季风明显。春季云雨多，海面雾大；夏季偏南风，湿润多雨，海区多雾；秋季天气晴朗，气候平和；冬季东北风及北风较多，低温，干燥少雨。

◆ **东海海区**　温带和副热带海洋性气候。春、夏初，雾浓度大、范围广，持续时间长；6、7月为梅雨季节；7、8月台风增多；9、10月天气多晴朗；11月至次年2月冷空气活动多，约3~7天就有1次。

◆ **南海海区**　亚洲大陆南部的热带和亚热带区。季候风显著，干雨季明显。春季北部沿海多雾；夏季湿度大，台风活动频繁；秋季日暖夜凉；冬季冷空气频繁，前期干冷多晴天，后期沿海常有连续阴雨。

海洋气候对人体的危害

海洋气候对人体的危害主要体现在温度和生物伤害两方面。

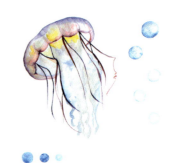

◆ **温度** 一方面严寒可能导致冻伤或低温症；另一方面酷热可能导致中暑，对官兵健康造成伤害。

◆ **生物伤害** 海洋生物种类繁多。但其中的一些物种可能会对官兵带来危害。如蝎子鱼、狮子鱼、石头鱼，海胆类，水母，海蛇等。海中作业时，如果出现某部位剧痛、肿胀、变色，甚至出现严重的恶心、呕吐、腹部绞痛、心律不齐、呼吸困难等症状，一般为海洋生物刺伤或咬伤。要及时处置或就医。

海洋气候的危害防护

◆ 了解不同海洋气候特点，进行有针对性防护。
◆ 注意海上温差变化，防止受凉感冒或中暑。
◆ 应对生物伤害，部分内容请参照第十章。
◆ 遵守海上执勤作业有关规定。

> 最好的医生是自己，最好的药物是时间，最好的心情是宁静，最好的运动是步行。
>
> ——洪昭光

丛林地区特点及卫生防护

丛林地区特点

◆ 雨水多，相对湿度大。
◆ 有害动植物较多。
◆ 河流沟渠多，道路少。

丛林地区自我防护

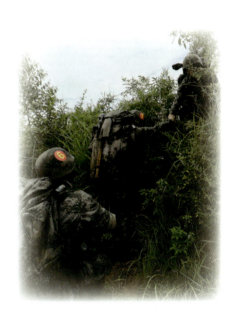

◆ 学习相关知识，掌握野外生存的基本技能。

◆ 野外执行任务时，出发前将水壶装满开水备用，尤其是炎热季节，一定要保证饮水量。

◆ 裤腿及袖口扎紧，禁止在草堆、草垛上倒卧，防止毒蛇、蝎、蜱等叮咬。

◆ 随身携带防护药品，防蚊虫叮咬及外伤。

◆ 冬季，着装要御寒，扎紧领口。系好腰带、戴好护鼻口罩，棉鞋、鞋垫和袜子要保持干燥。

◆ 加强夜间训练，膳食中补充维生素A，以防夜盲症。多食动物性脂肪，增强抗寒能力。

◆ 遇刮风下雨等不良天气，要折回刺刀，不得在铁塔、电杆及树下停留，以免发生触电或雷击事故。

毒蛇咬伤的防治

湿热地区草丛树林较多，存在多种毒蛇，为了避免毒蛇咬伤，部队进入这些地区执行任务、野外驻训和施工时，应注意做好预防工作。

◆ 毒蛇咬伤鉴别

查看咬伤部位牙痕，检查伤口有无出血、伤口周围有无水疱血疱形成、伤肢有无活动障碍、全身皮肤有无感觉异常现象。

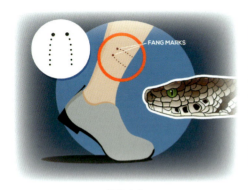
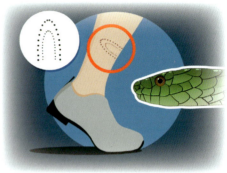

毒蛇咬伤　　　　　　　　　　　　　无毒蛇咬伤

◆ 预防

- 做好防蛇侵袭教育，消除恐惧心理。
- 野外宿营，睡前要检查床铺和墙角，谨防毒蛇潜入。
- 在丛林和植被中行走时，可以手持棍棒，边走边打。
- 如蛇已被惊动，不要惊慌，保持原地不动，慢慢将身上物品抛向别处，引开毒蛇。
- 被蛇攻击时，要跑曲线，给蛇的追击增加难度。

◆ 急救

具体急救方法请详见第十章。

宜未雨而绸缪，毋临渴而掘井。

——出自《治家格言》

地震灾区卫生防护

地震使大量房屋倒塌、垃圾遍地、污水流溢、蚊蝇滋生,环境卫生受到极大破坏,极易引发传染病流行。供水设施也往往遭到破坏,水源会受到污染,若直接饮用很容易染上痢疾、伤寒、霍乱等肠道传染病。饮食卫生很难得到保障,腐败变质的食物可引起肠道传染病或食物中毒,治疗不及时可能会危及生命。

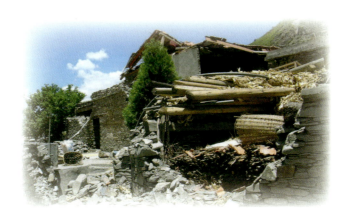

呼吸道传染病的预防

◆ 经常开窗通风,保持室内空气新鲜。

◆ 临时生活环境要保持清洁,不随地大小便、丢弃垃圾,动物尸体应及时深埋,保护水源,防止水污染。

◆ 养成良好的卫生习惯,不随地吐痰,勤洗手。

◆ 保持良好的生活习惯,多喝水、不吸烟、不酗酒。

◆ 注意劳逸结合,提高自身免疫能力。

◆ 根据天气变化适时增减衣服,避免感冒。

◆ 如果出现发热、咳嗽等症状,应及时到医院检查治疗。

◆ 当发生传染病时,应主动与健康人隔离,尽量不要去公共场所,防止传染他人。

肠道传染病的预防

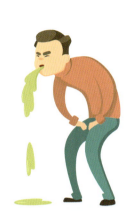

◆ 饮水要消毒，不喝生水，经漂白粉等消毒锅的水也应煮沸后饮用。

◆ 洗菜、煮饭、漱口等日常生活中，应使用消过毒的水。

◆ 保持个人卫生，饭前便后要洗手。

◆ 不在公共水源处大小便、洗浴、游泳、清洗或饲养动物。

◆ 不吃腐败变质或受潮霉变的食物，不吃过了保质期的食品，不吃病死和死因不明的畜、禽及水产品或有异味变质的食品；不吃凉拌菜，生吃瓜果蔬菜一定要清洗，不捕捉野生动物吃，食物要烧熟煮透；餐具用后要及时清洗干净，用前也要清洗。

◆ 高温季节，煮熟的饭菜放置时间不宜超过 4 小时，存放吃剩的或没有包装的食物要注意防鼠、防蝇及防虫，剩饭菜一定要热透再食用。

◆ 不乱丢垃圾，杀灭苍蝇，搞好环境卫生。

虫媒传染病的预防

◆ 睡觉时，应使用蚊帐、纱门、纱窗、点蚊香或涂抹驱蚊水。

◆ 避免在草堆、草丛、灌丛和林间休息。坐卧时，注意检查身体上有无虫子叮咬。临时住所和帐篷要搭建在地势较高且干燥向阳的地方，要保持一定坡度，以利于排水和地面干燥。床铺最好离开地面，以减少人体与鼠、媒介昆虫的接触。

◆ 注意检查有无跳蚤等会叮咬人体的害虫，及时做好灭杀工作。

◆ 管好猪、狗等动物，猪要圈养，不让其尿液直接流入饮用水中。

◆ 采取灭蚊、灭蝇及灭鼠措施，可使用风油精、蚊香、蚊帐等防止蚊虫叮咬，如出现发热、头痛、呕吐或脖子发硬等症状，应及时找医生诊治。

◆ 不要裸脚踩水，不要在可疑的水中游泳及清洗衣物等。

09
遂行多样化任务防护

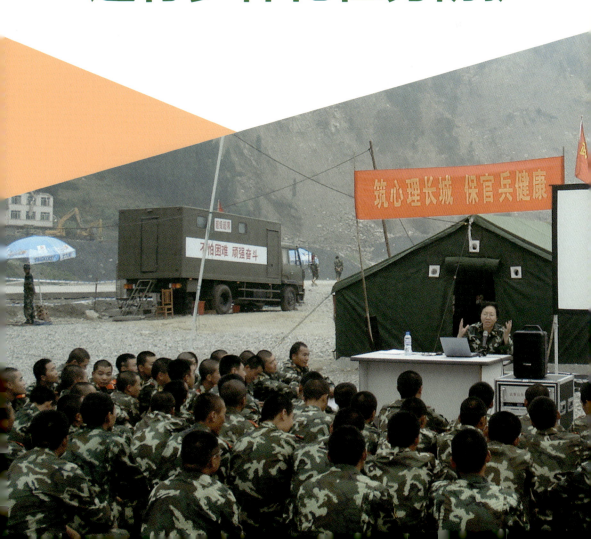

抢险救灾任务卫生防护

部队执行抢险救灾任务时，往往是事发突然、任务紧急，官兵面对恶劣的灾区环境和极高的作业强度，首先要做好自我卫生防护。

地震救援

◆ 带队干部

- 科学选择部队宿营地点。
- 制定严格的卫生防护制度，并督导落实。
- 合理组织轮班作业，防止部队过度疲劳。
- 做好预防中暑、冻伤及其他常见多发病。

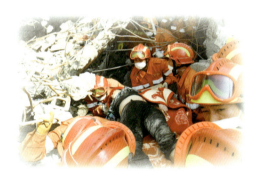

◆ 执行救援任务的官兵

- 注意落实营地卫生制度。定期清扫，做好环境的消毒、杀虫和灭鼠，按要求将生活垃圾放置在规定的地点并做好无害化处理。
- 食用部队统一配发的食物，就餐后，餐具应按规定放置，注意餐具的卫生与消毒。
- 不喝不洁的水，要饮用开水或部队统一配发的饮用水，瓶装矿泉水在打开后应尽快喝完，防止水源性肠道传染病暴发和化学污染中毒。
- 在条件允许的情况下，应定期换洗衣物，避免如"烂裆"等皮肤病的发生。
- 切记不要随意寻找不安全水源进行洗浴，可根据情况使用部队移动洗浴车。
- 尽量避免与野生动物发生接触，发现动物尸体时，应立即深埋或做焚烧处理。
- 积极进行自我心理调适，主动接受专业人员开展的心理服务，预防严重心理疾病的发生。

◆ **余震发生时的救援**　当遇到严重余震时，官兵应选择正确的避震方式，并在震后立即开展自救互救，同时做好自我防护。

■ 如在室外，可就地选择开阔地蹲下或趴下，不要乱跑，要避开人多的地方，避开高大建筑物、狭窄街道、玻璃幕墙、立交桥或高压电线等易发生次生灾害的地方。

■ 如在室内，应立即关闭电源、火源，迅速跑至安全地带避险。如果来不及跑向室外则应充分利用"活命三角区"，即坚固的三角空间，如墙角、桌子或坚固家具等旁，也可以选择如厕所、厨房等地方避险。应远离门窗、外墙及阳台，切记不要从楼上跳下，不要使用电梯。

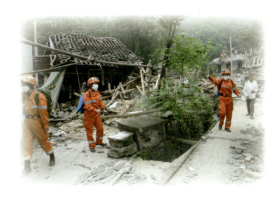

抗洪抢险

◆ **带队干部**

■ 科学判定水情、地势和灾情。

■ 科学指挥，合理组织轮班休息，减缓疲劳。

◆ **执行救援任务官兵**

■ 做到一切行动听指挥，不单独行动，避免不必要的牺牲。

■ 做好自我保护，预防血吸虫、疟疾等传染性疾病以及中暑、蛇咬伤及皮肤病的发生。

■ 尽量避免与野生动物发生接触，发现动物尸体应立即深埋或做焚烧处理。

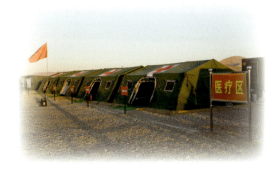

- 抢救落水群众或战友时，应客观评估自己的救助能力，科学选择正确的救助方式。
- 任务期间要特别注意饮食、饮水卫生，严防食物中毒和肠道传染病发生。
- 积极进行自我心理调适或主动寻求心理帮助，保持积极乐观心态。
- 洪水过后，应积极参与灾后卫生防疫工作，预防传染病流行。

◆ **官兵个人自救**

- 遇到洪水来袭时，应就近迅速向高地、楼房或大树等地转移。
- 一旦落水，会游泳者应尽快就近上岸，不会游泳者应尽可能抓住固定的设施或利用木板、大块泡沫塑料等能漂浮的物品，以待寻找机会逃生。
- 不可攀爬电线杆，不要上泥坯房的屋顶。
- 发现高压电线铁塔倾斜或电线断头下垂时，一定要迅速远离，以防止触电。

其他抢险救灾任务

除了上述地震救援、抗洪救援外，部队还可能要担负其他自然灾害（如泥石流、雨雪冰冻、严重旱灾、森林火灾或海啸等）应急救援任务，在执行这些抢险救灾任务时，也应做到以下几点：

◆ 带队领导要做好危险评估，充分考虑任务期间可能遇到的各种危险因素，制定科学的应对措施并严格落实，决不可盲目冒险指挥。

◆ 官兵必须服从统一指挥，决不可私自采取单独行动，必须佩带配发的防护用品，如安全帽、救生衣等。

◆ 要特别注意饮食卫生安全、营地环境卫生整治、消毒杀虫灭鼠等工作，严防传染病发生。

核化事故救援任务卫生防护

核化事故应急救援的个人卫生防护，需要官兵对核、化事故的主要危害有一定的了解，要在专业救援人员的指导下采取科学的防护措施，方能避免或最大限度减轻对官兵的危害。

执行核事故救援

◆ 必须服从统一指挥，不可盲目行动。
◆ 要按照统一要求服用防（抗）辐射药品。
◆ 在进入事故区域时，要穿戴好个人防护装备，做好自我防护，扎紧衣领、袖口及裤口。
◆ 在事故现场不可以随便坐下或躺卧，禁止饮水、进食和吸烟。
◆ 在保证任务完成的前提下，尽可能缩短事故现场的停留时间。
◆ 任务完成后，只有得到命令才能解除个人防护。

温馨提示： 离开沾染区之前，要在专业人员的指导下，在指定区域拍打灰尘，脱去外层的防护衣罩，并接受专业人员的沾染检查和剂量登记，必要时还要进行全身洗消、换衣及医学观察。

执行化学事故救援

◆ 要听取专业人员对有害物质种类及构成的科学判定，快速评估其危险性以及可能引起的次生危害。
◆ 服从组织安排，接受必要的预防服药。
◆ 现场一切行动要听指挥，严格做好自我防护措施，穿戴好个人防护器材及装备，做好个人防护。
◆ 严格遵守污染区的专业处理原则，切忌蛮干。
◆ 任务完成后，及时撤离染毒区，并按照统一要求进行身体洗消和衣物洗消处理。

维稳、维和任务卫生防护

维护国内社会稳定和履行国际维和是近年来赋予军队的新任务，任务部队官兵要充分认识到此类任务的特殊性，即社会环境复杂、人身威胁严重、各项保障难度很大等。

执行维稳任务

◆ 执行任务时

- 一定要听从指挥，依法行事。
- 在任务现场要穿戴好防护装具，做好个人防护，不要单独行动，避免无谓的伤亡。
- 遇事沉着冷静，随机应变。
- 尽可能安抚群体心理，切勿激怒暴力事件实施者，打好心理战。
- 一旦发生冲突，应注意现场自救与互救。

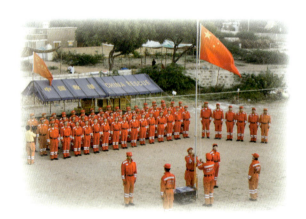

◆ 在维稳任务营地内

- 落实营区卫生制度。注意个人卫生，衣物、鞋袜应经常换洗，以预防皮肤病（如脚气、痱子等）的发生。
- 在条件允许的情况下，做好冬季保暖和夏季防暑措施，避免冻伤和中暑。

- 注意饮食、饮水卫生安全，维护营地环境卫生，预防传染病的发生。
- 积极进行自我心理调适，做好持久作战的心理准备。

执行国际维和任务

◆ 任务前的准备

- 通过各种渠道了解和掌握任务地区的医疗条件及地理、气候等环境条件。
- 掌握当地主要疾病尤其是传染病的种类，了解当地居民的卫生习惯及社会风俗等情况。
- 积极配合进行全面体检，建立卫生健康档案。
- 按照免疫程序接受预防接种。
- 做好心理适应与准备工作。
- 接受必要的野外生存训练、防雷技能和战救基本技术强化训练。

◆ 奔赴任务区途中

- 关注饮食、饮水安全卫生。
- 适时安排在途中进行休息。
- 出现身体不适时，应及时报告。

◆ 抵达任务区后

- 全体官兵应积极开展营区卫生综合整治，检查水源、厨房、厕所、浴池及垃圾处理等卫生设施是否完善。
- 对营区的环境卫生，要进行彻底清理整顿，做好消毒、杀虫和灭鼠，尤其要彻底清理蚊蝇滋生地。
- 切不可因好奇而接触各种野生动物，以避免当地传染病经由动物传入维和营地。
- 日常要做好个人卫生及饮食、饮水卫生，并注意维护环境卫生。
- 要严格遵守管理制度，避免不必要的外出和与外人交往，切实地做好主要传染病，尤其是疟疾、埃博拉、艾滋病等的防治工作。

◆ 任务结束和人员轮换阶段

要配合开展集体检疫，进行全面的体格检查。

疫区执行任务卫生防护

疫区是指在发生传染病疫情时，导致该种传染病的病毒或病菌所能传播的地区，疫区范围的大小受传播方式和环境条件的限制。部队如果必须深入传染病疫区执行任务时，需务必做好以下工作：

◆ 所有官兵应准确掌握任务区内传染病的种类，了解其对健康的危害。

◆ 官兵必须熟悉该种传染病的传播方式，应严格落实个人卫生要求，在专业人员的指导下采取严密的个人防护措施，做到主动防护。

◆ 按照上级要求，在专业人员的指导下积极开展以切断传播途径为主的卫生防病工作，严格落实各项防病措施，如消毒、杀虫、灭鼠及环境整治等。

◆ 严格驻地营区管理，杜绝不必要的人员和物资往来；官兵离开营区执行任务后返回，应该按要求进行卫生整顿，必要时进行检疫。

◆ 医务人员务必加强巡诊和流行病学调查，及时发现传染病病人或疑似病例，并立即按照专业规范程序予以正确处置。

◆ 所有官兵务必加强自身的症状监测，发现自己出现相关的症状应立即主动报告并就医。

◆ 官兵应主动做好心理调节或寻求心理帮助，避免产生恐慌情绪。

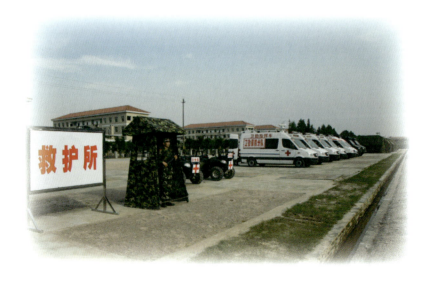

10
常见意外伤害防治

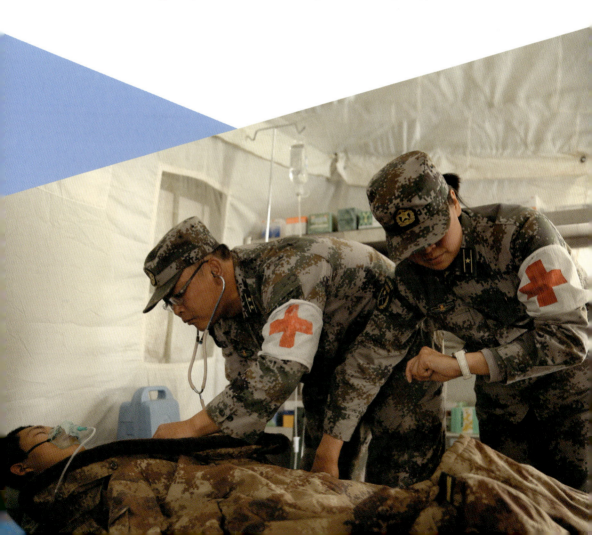

道路交通事故

"车祸猛于虎",并非是耸人听闻的话。交通事故已成为对人类生命安全威胁最大的"世界第一公害"。据统计,2017年全国发生交通事故20.3万起,造成6.4万人死亡。而大多数的事故其实都是可以避免的。

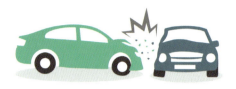

军队车辆多、外出执行任务频繁,存在道路交通事故隐患。一旦发生事故,死伤无法预料,这无论是对自己、对他人、对部队、对家庭还是对社会都是不利的。因此,道路交通事故其关键在于预防。

道路交通事故的预防

◆ 步行时,要严格遵守交通规则,注意交通安全。

◆ 骑自行车时要注意经常检修,刹车不灵时要及时修理;骑车时要保持注意力集中,不要单手或撒手骑车;拐弯时要伸手示意。

◆ 骑摩托车时,要佩戴头盔。

◆ 无论是开车或骑车都要遵守交通规则。作为军人,更应该模范遵守。在驾驶军车时,除执行紧急任务外,不可超速,不要疲劳驾驶,切记不能认为是军车就可以违规驾驶。

◆ 禁止酒后驾车。酒后,人的反应迟钝,判断能力下降,动作不准确,极易发生车祸。自2011年5月1日起,我国刑法已将醉酒驾车的行为规定为犯罪行为。

◆ 必须系上安全带。调查数据显示,使用与不使用安全带的致死性车祸之比为1:3.35。我国自1993年7月1日起规定,小型汽车驾驶员和前排乘车人,在车辆行驶中,必须系上安全带。

现场救援措施

◆ 排除险情

- 立即停车开启紧急闪光灯。
- 设置安全范围:在来车方向设置安全警示。普通路段,应在距离来车方向不小于 50 米处设置；高速公路，应在距离来车方向不小于 150 米处设置。

- 如果伤员被车体压住，应先设法将车体抬离后再急救。
- 如车上有易燃、易爆物品泄漏，应先切断车辆电源。

◆ **紧急呼救**

- 现场立即呼喊救命，并拨打 122、120、119 等报警电话。
- 报警求助时，应说明发生事故的时间、地点、人员安危和车辆受损情况。
- 留下联系人的电话和姓名。

◆ **保护现场以便事故责任认定**

◆ **转运伤员**　对于伤情严重的人员，应力求使其在 10 分钟内得到现场救治，并在 1 小时内转送到医院。

- 抢救时要分清主次，以先抢救后治伤、先重后轻的原则进行检伤分类和处置，以充分利用现场资源。
- 对于脊柱骨折的伤员，不能随意移动。

现场自救措施

◆ **汽车即将发生碰撞或失控时**

- **司机：** 应双手紧握方向盘，两腿向前蹬直，身体后倾，保持身体平衡，以免头撞到挡风玻璃上而受伤。
- **乘客：** 应双手伸直，紧紧抓住前排座位与头部同高的椅背，以防刹车时头颈部受到意外撞击。

◆ **翻车或坠车时**

- 应尽快跳车，但切记不要朝翻车的方向跳车，以防跳出车外后被车体压住。
- 无法跳车时，要尽量固定身体，驾驶员应抓紧方向盘，两脚勾住脚踏板；乘客应固定身体在两排座位间，双手要抓紧扶手或椅背，让身体后仰，紧贴靠背，随着车体翻滚。
- 在车辆坠落时，应紧闭嘴唇，以防咬伤舌头。

◆ **事故发生后**

- **轻伤者：** 事故发生后，应立即停车，及时排除险情，并迅速报警。
- **重伤者：** 伤情较重者，不要随意活动，条件允许的话，拨打急救电话，等待专业救援。

皮肤割裂伤

官兵在平时或执行任务时，如发生皮肤割裂伤，轻者可以现场简单处理。处理步骤是：

◆ 就近请医生或卫生员进行专业处理。

◆ 若医生不在现场，请尽快清洁双手，并从急救包中取出相关物品，过程中要尽可能无菌操作。

◆ 清洗伤口后，应取出异物，防止感染。可用肥皂水和凉开水洗净伤口及伤口周围皮肤。特别需要注意的是：伤口里边和卷起的皮肤下面存留的脏物必须清除干净。

◆ 清洗完伤口后，应用纱布盖住创面，再用绷带进行包扎。如有"创可贴"，可以直接贴于伤处，并拉紧伤口两侧皮肤使伤口对合。

◆ 伤口较深或被钉子扎伤的患者，要及时到医院注射破伤风抗毒素，以预防破伤风发生。

◆ 如伤口大于 2 厘米或伤口出血不止时，需到医院进行伤口缝合。

◆ 若伤口浅表，经清洗干净后，应采用暴露疗法。暴露在清洁环境中，创面的渗出物会很快干燥结成薄膜，利于伤口长出新皮迅速愈合。

· 特别提示 ·

伤口周围可以涂擦 75% 的酒精或 2% 的碘附。严禁往伤口上涂高浓度酒精、碘附，以及红汞（红药水）、甲紫、磺胺粉等。因为这些药物都会损坏新鲜娇嫩的创面，破坏机体固有的生机，并会减缓伤口愈合。

眼意外损伤

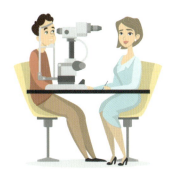

眼部意外受伤时，应当视情况及时处理，快速送往卫生队或附近的医院，配合医生，进行各种检查、诊断和治疗。

紧急救护措施

◆ **化学伤** 应争分夺秒地用大量清水或生理盐水彻底冲洗伤眼，至少15分钟。冲洗时，要将结膜充分暴露，并应嘱咐伤者转动眼球，以便冲洗干净。

◆ **眼球贯通伤、眼球破裂穿孔伤** 应尽快送医院诊断处理，切忌挤压和冲洗。眼球上的异物和血痂不应随便清除，应交由眼科医生在手术室内检查和处理。

◆ **角膜异物的处理** 异物落入角膜后，会出现流泪、怕光及轻度疼痛。这时应立即闭眼，泪水可将异物自然冲出。必要时，可用生理盐水进行冲洗。切勿用手及手帕揉眼，以避免异物嵌顿。若异物嵌顿角膜，应立即到卫生队由军医检查处理。

眼意外损伤的预防

◆ 积极学习并掌握眼外伤防护的基本知识和技能。

◆ 执行特殊任务时，应按要求配备安全防护用品（面罩、眼镜等）。

◆ 一旦发生眼外伤，要及时请求帮助和专业治疗。

烧烫伤

烧烫伤是一种常见的损伤，包括烧伤与烫伤。相同点是两者对身体皮肤造成的损伤性质和处置方案基本相同；不同点在于烧伤是明火等高温对人体的灼伤，而烫伤是高温液体等对人体的灼伤。伤情严重者会引起休克、全身感染或器官衰竭等。

烧烫伤程度判定

烧烫伤的严重程度取决于致伤温度、接触面积、接触部位及接触时间等。

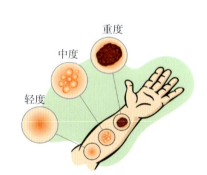

◆ **轻度** 皮肤泛红、肿胀，感觉疼痛，有火辣辣的感觉。

◆ **中度** 皮肤出现水泡，水泡破后，会有剧烈疼痛，较严重者还有少量渗液，皮肤会感觉木木的，感知比较迟钝。

◆ **重度** 皮肤会出现坏死，伤口呈现白色或黑色的炭化皮革样，皮肤几乎没有痛感。

现场急救六字诀

◆ **离** 受伤后应立即脱离热源，如遭遇烧伤时，可就地打滚、用湿衣覆盖或用水浇灭。

◆ **降** 使创面尽快降温。对于轻度、中度的烧烫伤，可用流动的自来水冲洗30分钟，但切记不可使用冰水，以避免冻伤。

◆ **护** 应包扎、保护创面。

◆ **补** 伤后严重口渴者，可适当补充液体，应采用少量多次的方法口服淡盐水或牛奶。

◆ **救** 进行检伤分类后，进行针对性处理。如将窒息者摆成昏迷体位，对心脏停搏者进行心肺复苏；对于大出血者，应及时对伤处进行止血，骨折者应进行临时固定。

◆ **送** 对于大面积烧烫伤和严重烧烫伤者,应快速将其转送医院。

烧烫伤自我处理五步骤

◆ **冲** 是指烧烫伤后立即脱离热源,用流动的冷水冲洗伤面,降低伤面温度,减轻高温进一步渗透所造成的组织损伤加重。

◆ **脱** 很多人易忽视这一步骤。如果是被开水烫伤,衣服上仍然会有较高温的水分,不脱去衣服,相当于没有脱离热源,仍然会加重伤情。所以边冲边脱是正确的处理方法。

◆ **泡** 是指脱下衣服后要继续把伤口泡在冷水中。泡冷水可持续降温,避免起泡或加重病情。如果出现小水泡,注意不要弄破,应交由医生处理。

◆ **包** 是指包裹伤面。在送医院救治之前,一定要包裹伤面,例如包裹上一块干净的毛巾也可,切忌自行涂抹"药膏"。

◆ **送** 是指送医就诊,寻求医生的救助。

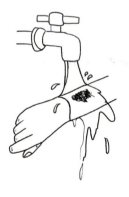 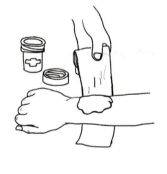

居安思危,思则有备,有备无患。
——左丘明

毒蛇咬伤

官兵野外驻训和野外执行任务时,容易受到毒蛇袭击,甚至是被毒蛇咬伤,如果当下处理不当,将对官兵生命造成严重威胁。

现场急救处理

尽量控制蛇毒素扩散,若随身携带解蛇毒药片应及时服用,并用最短时间将伤者转送医院。

- 保持镇定,避免乱跑,忌烟酒、咖啡。
- 放低患肢,在距咬伤处 4~10 厘米的近心端绑扎止血带。
- 用大量清水反复冲洗伤口表面 20~30 分钟,也可用碱性肥皂水或双氧水清洗消毒伤口。
- 如必要时,可借助竹筒、拔火罐或隔着袋子负压吸取毒素。

注意事项

- 一旦被蛇咬伤,现场首先无须判断蛇是否有毒,应均按被毒蛇咬伤的方法处理伤情。
- 禁止非专业人员用刀切开伤口,禁止直接用嘴吸吮伤口。
- 在寻求专业救治时,应尽可能向其详细描述毒蛇特征,以便能准确使用特异性解毒药物。

预防

- 在特殊环境下作业时,应穿戴好安全帽、防护服及安全鞋,并将袖口、裤口系紧,避免皮肤暴露。
- 在丛林中行进时,可手持棍棒,边走边打。
- 应随身携带驱蛇药,也可携带雄黄、大蒜来预防毒蛇靠近。
- 遇到蛇后,不要对其进行捡拾或挑逗,应尽量迅速避开,通常情况下蛇不会轻易靠近人类。

犬咬伤

被犬咬伤后,极有可能感染狂犬病毒,但只要在咬伤早期及时对伤口进行科学处理,一般预后良好,反之则可能危及生命。因此,在被犬咬伤后,要尽快到专业医疗机构进行处理,并及时注射狂犬疫苗。

被犬咬伤后的现场措施如下:

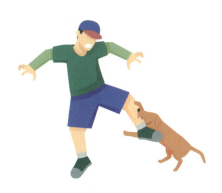

◆ **清洗伤口**
- 应迅速脱下或撕开伤处衣物。
- 挤压伤口,以便排出污血。
- 就近找水龙头急水冲洗伤口污血5～10分钟。
- 尽快使用20%的肥皂水或用流动的清水,对伤口进行彻底冲洗至少30分钟。
- 犬咬伤的创面通常较小,但伤口却往往会很深。在冲洗时,要尽量把伤口扩大,让伤口的深层充分暴露,并用力挤压伤口周围的软组织。

◆ **暴露伤口** 对于犬咬伤的伤口,不可进行包扎,除个别创面大又伤及血管的需要包扎止血外,一般不用涂抹任何药物和包扎,因为在缺乏氧气的条件下,狂犬病病毒会大量繁殖。

◆ **注射狂犬疫苗**
- 首次注射狂犬疫苗的最佳时间为被咬伤后的48小时内。
- 早注射比迟注射好,迟注射比不注射好。

蜂蜇伤

部队在野外训练或执行任务时，官兵还很容易被蜜蜂或黄蜂蜇伤，轻者可出现局部疼痛、肿胀、麻木感、头晕或恶心的症状，重者可因过敏性休克而导致死亡。

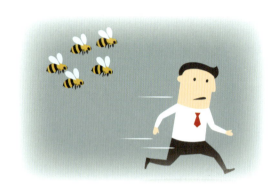

自我防护

◆ 遇到群蜂袭击时，应立即抱头蹲下，并用大量稻草或衣物遮挡身体裸露部分，尤其是头颈部。

◆ 要加强防护措施。当进入野外作业时，应穿好鞋袜，扎紧裤脚、袖口，上衣应扎入裤腰内，系好衣领口，要尽量减少皮肤的暴露部分，也可在暴露部分涂抹防护药。

现场急救措施

◆ 被蜂蜇伤时，应尽快用镊子拔除螯刺。

◆ 不能搔红肿处。

◆ 应用肥皂水清洁伤口，也可以用冷毛巾湿敷伤口，但不要直接挤压伤口。

◆ 若是被蜜蜂蜇伤，可用3%的氨水或碱性肥皂水冲洗伤口；若是被黄蜂（即马蜂）蜇伤，可用醋酸或食醋洗敷伤口。

◆ 可将六神丸等溶于水后涂于咬、蜇伤处。

◆ 若出现过敏反应，应尽快送医治疗。

水母蜇伤

水母又称海蜇,看似可爱,实则非常危险。官兵在海上训练或执行任务时,很容易被其蜇伤,轻者可出现局部烧灼样刺痛、瘙痒;重者可出现恶心呕吐、头痛头晕、乏力、关节痛,甚至是呼吸困难、休克、心脏停搏。

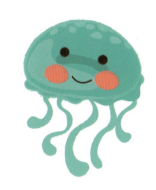

现场急救措施

◆ 遭遇水母蜇伤时,应保持镇定,并迅速离开水母存在的区域。

◆ 去除触须。应先用醋或海水对伤处冲洗 15～30 分钟,并用镊子或戴上手套轻轻去除触须,切勿用手直接触碰触须或蜇伤部位。

◆ 切记,在去除触须之前,不要用淡水冲洗、不要用碱性液体冲洗、不要热敷或者冷敷、不要搓揉按摩,不要用毛巾擦拭,还应避免蜇伤处接触沙子,因为这些措施都可能刺激触须加速毒素释放。

◆ 剃除触须残留物。可在伤处涂抹肥皂,并用剃须刀或银行卡对触须的残留物进行剃除。

◆ 减轻疼痛和刺激。在经过以上处理后,可用热水浸泡伤处 20 分钟。水温应越热越好,以能耐受且不烫伤的温度为宜,通常建议不超过 45℃。伤者还可服用对乙酰氨基酚进行止痛。

◆ 对眼部蜇伤者,可用人工泪液进行冲洗。也可使用醋酸浸泡后的毛巾擦拭眼睛周围皮肤,但不可让醋酸入眼。对口腔内蜇伤者,可用稀释后的醋酸漱口并吐出。

◆ 现场急救处理后,建议及时就医。

溺水

溺水，是指人体淹没于水中，大量水分吸入肺内而发生窒息、缺氧，导致呼吸、心脏停搏，溺水者4~6分钟即可死亡。多因游泳、失足落水或自杀所致。

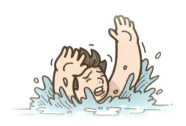

现场急救措施

◆ 高声呼救，并拨打110、120、119，也可请求他人帮助。

◆ 应首选岸上施救，可借助救生圈、竹竿、绳子、木块或衣服施救。

◆ 会游泳者在水中施救时，应保持镇定，游到落水者后方，用左手从其左臂和身体中间握其右手，或托着头部，用仰泳方式拖向岸边。

需要注意的是：

救援者要避免被溺水者紧抱不放，以免妨碍抢救。万一被溺水者抱住，救援者应松手下沉，使溺水者离开，然后再救。也可向后推溺水者的脸，紧捏他的鼻子，使其松手，然后再救。

上岸后的急救处理

◆ 救出落水者后，应首先清除其口腔、鼻腔中的水和污物，恢复其呼吸道的通畅。

◆ 当落水者处于昏迷状态且呼吸相对比较平稳时，应将其摆放为右侧卧位，并注意伤者保暖。

◆ 当落水者呼吸、心脏停搏时，应立刻对其实施心肺复苏，并直至医护人员到达现场，注意不要因为排水而延迟最有效的施救时机。

◆ 迅速进行倒水动作：急救者一腿跪地，另一腿屈膝，将溺水者腹部横放在急救者屈膝的大腿上，头部下垂，然后按压其背部，使呼吸道及胃内的积水倒出来；急救者也可抱起溺水者的腰部，使其背部向上，头部下垂，也能使水倒出来。如倒出的水不多或没有呼吸道阻塞，应立即进行其他抢救措施。

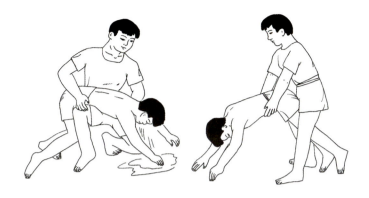

◆ 当溺水者呼吸、心跳恢复正常后，应尽快送至医院诊治。

预防

◆ 严格遵守条令条例，在野外作业时，不要私自单独下水。

◆ 游泳的场所最好选择管理规范的游泳池，不提倡在池塘、湖泊等天然水域游泳。下雨时，也不宜在室外游泳。

◆ 下水前，应认真做好准备活动，以免在下水后发生肌肉痉挛等问题。水中活动时，要避免打闹、跳水等危险行为，如有不适，应立即呼救。

◆ 执行抗洪抢险任务时，入水前应穿戴好救生衣，以避免意外伤亡。

◆ 在进行溺水救援前，首先应客观评估自身能力和水平。

◆ 平时应加强训练，掌握游泳技能。

心清则神静，神静则身宁，身宁则体健。

——曾国藩

触电

触电是较强电流通过人体造成全身或局部损伤或功能障碍，甚至死亡。触电的时间越长、电压越高，人体所受的电损伤就越严重。触电原因，通常为用电不慎或人体接触漏电电器、电路而发生。

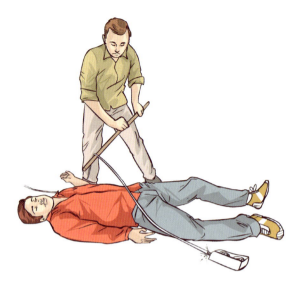

触电应急救护

◆ 尽快断电

低压电断电： 关闭电源开关，可以用干燥木棍挑开电线或拉下电闸，切忌直接接触触电者。救护人员在施救时需注意，要穿上胶底鞋或站在干燥木板上，以确保自身安全，想方设法使伤员脱离电源。

高压电断电： 不能直接用竹竿或木棍挑开高压电线，应立即通知相关部门进行断电。

◆ 触电急救

■ 断电后，应立即检查伤员，如发现心脏停搏，应立即进行心肺复苏，并要坚持不懈地做，直到医务人员到达。

■ 对已恢复心跳的伤员，千万不要随意搬动，以防心室颤动再次发生而导致心脏停搏。应该等医务人员到达或等伤员完全清醒后再进行搬动。对遭遇局部电击的伤员，应该帮其脱去外衣，并用冷水冲洗，以减少疼痛。

■ 避免触电，要以预防为主，日常应严格按操作规程用电，以防止触电事故发生。

雷击

雷击也是一种触电形式。在雷雨季节，要预防在室内和室外遭遇雷击，官兵在野外执行任务时应懂得如何预防雷击伤害。

现场急救

◆ 一旦发现有人遭遇雷击，应在确保自身安全的情况下，争分夺秒地进行现场抢救，同时拨打急救电话求助。

◆ 对轻伤者，应立即将其转移到附近避雨避雷处休息。

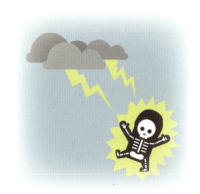

◆ 对重伤者，应立即就地进行抢救。先使雷击伤者仰卧，并不断地对其实施心肺复苏术，直至伤员的呼吸、心跳恢复正常为止。

◆ 由于雷击伤员往往会出现假死现象，故应持续实施心肺复苏术，直至确认伤员已经死亡。

◆ 对伤员的雷击烧灼伤口，可按烧伤的处理方法进行处理。

雷击预防

◆ **预防室内雷击** 雷雨天时，应尽量不看电视、不拨打电话、关闭和远离门窗、不靠近暖气和水龙头等金属物体，不洗淋浴，不赤脚站在地上。

◆ **预防室外雷击** 雷雨天时，不要在大树、铁塔、铁护栏或孤立的建筑物下避雨；不要在空旷场地上进行训练；远离高压电线，不使用手机；在江、河、湖泊、泳池或水池中时，应尽快离开水域。

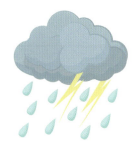

枪伤

在枪伤事故中，子弹可能会在人体上留下两个伤口，一个是入口，较小且外形规则，称为穿入伤；另一个是出口，较大且不规则，称为穿出伤。如果找不到出口，子弹就可能还留在体内。

根据部位的不同，子弹会严重损伤人体内的脏器、神经、血管或骨骼，往往会危及生命。因此，凡是枪伤，必须请专科医生进行诊治。

现场急救

◆ 在确保伤者没有进一步受伤的危险后，呼喊或电话寻求帮助，并应迅速对伤者开展现场急救。

◆ 迅速确定伤口位置，明确是否有穿出伤。

◆ 如穿出伤的伤口较大，组织破坏严重，出血较多，应优先对其进行处理。可用较大辅料、大块衬垫或干净衣物毛巾等盖住穿出伤伤口，然后进行包扎。对穿入伤也做同样处理。

◆ 要使伤者保持安静，检测其呼吸、脉搏，等待专业救治（伤情较重，不能走动或移动时）或迅速将其送往专门机构救治。

◆ 在非战争时期发生的枪伤事故，如果能找到子弹，应交送有关部门。

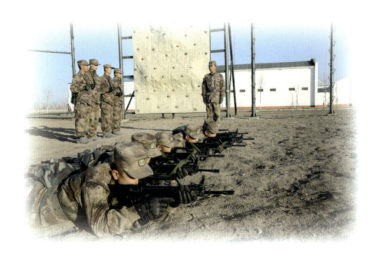

异物入耳

官兵在执行任务时,如遇异物进入耳道,处理方法其实很简单,但要科学及时。

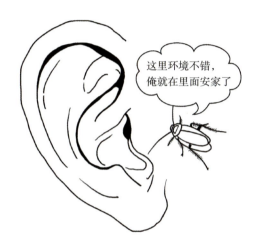

> 现场处理

◆ 异物进入耳道时,应将有异物的耳朵朝下,向后上方牵拉耳朵,同时轻轻拍打头部另一侧。注意不要使用挖耳勺或小镊子,这样反而容易将异物推向耳道深处。

◆ 如遇小虫子进入耳道,可同样向后上方牵拉耳朵,在暗处可用手电筒向耳道内照射,在光的引诱下,小虫通常会自动爬出。

◆ 当耳道进水时,应将进水耳朵朝下,单脚连续蹦跳,水就会自然流出。如果水分排出不彻底,可用棉棒轻轻擦拭耳道。

◆ 在以上方法没有效果时,应尽快到医院耳鼻喉专科接受专业治疗。

我的学习笔记

核心要点

心得体会

11 常用急救技术

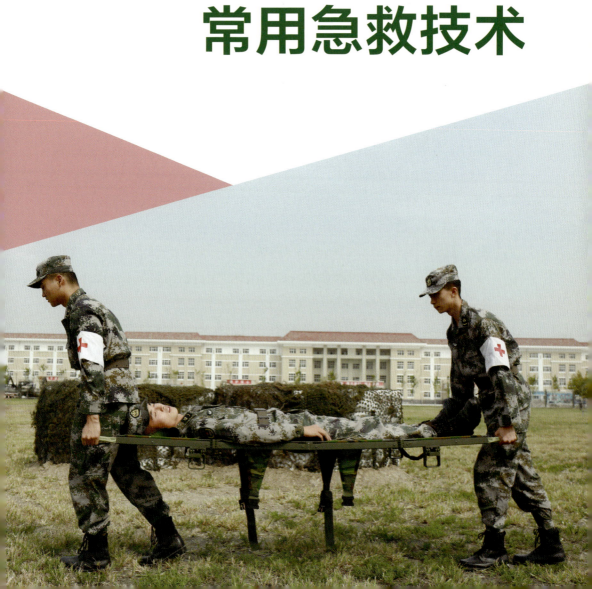

现场急救原则与伤情判断

部队官兵在训练及执行任务时，随时可能遇到各种伤害，如能及时采取正确的现场自救、互救，就可能挽救自己和战友的生命。

现场急救原则

◆ **先救命，后治伤** 伤病员出现呼吸心脏停搏以及大出血等生命垂危状况时，首要选择心肺复苏、有效止血等救命措施。先保住性命，才能继续解决其他伤病情。

◆ **遇危急，先呼救** 在急救现场，如果有医务人员在场，要做好配合工作。没有医务人员在场时，如果只有你自己一个人进行施救，应在迅速判断清楚伤病员危急情况后，立即呼叫军医（卫生员）或拨打急救电话；如果周围有其他人员在场，要做好分工合作。一边急救一边寻求专业救助。

拨打急救电话须知：拨打急救电话时，需详细告知你的电话号码及姓名，伤病员目前最危重的情况，所在的具体位置。群体性突发事件时说明事件性质及伤病人数。

◆ **先止血，后包扎** 当伤病员流血不止时，应先进行有效止血，再进行包扎、固定。

◆ **先脱险，后施救** 身在现场，首先要确保自己和周围人员迅速脱离危险，待转移到相对安全区域后再组织急救。

◆ **快、准、稳，防误伤** 急救操作时，要尽可能做到快速、准确、平稳，尽量避免因操作不当导致伤者损害加重。

◆ **先重后轻，先急后缓** 如果遇到2个以上伤病员同时需要救治时，优先抢救意识丧失、呼吸心跳微弱甚至停止、大出血的急危患者。

危重伤病情判断

对于伤病情危重程度，可以按以下顺序进行判断。

◆ **意识状态** 轻拍伤病员肩膀，并大声呼喊"你怎么了？"如果能对话或者进行交流，那么伤病员的意识就是清醒的；如果没有反应，就表示伤病员意识不清或意识丧失。

◆ **呼吸** 如果伤病员会大声呼叫、哭喊或能正确回答问题，就证明了其呼吸通畅。对于意识不清的伤病员，应观察其胸、腹部有无起伏运动（呼吸运动男性以腹部起伏明显，女性以胸部起伏明显）；还可将耳朵贴近伤病员口鼻，听有无气流声响；或将细纸条、棉丝等放置伤病员口鼻前观察有无规律摆动。气温不高的条件下，可以用玻璃片（如眼镜、梳妆镜等）贴近口鼻，观察有无水雾凝结。观察时间应控制在10秒钟之内。如果呼吸正常，则心跳必然存在，不需再行观察判断；如果呼吸停止，则应立即进行心肺复苏。

◆ **心跳** 正常人通过触摸手腕处的桡动脉、腹股沟处的股动脉或气管旁的颈动脉都能够感知到其心跳的情况。应选择容易暴露且在心跳较微弱时也可以触摸到的动脉血管，首选为颈动脉。可用食指及中指指尖先触及气管正中部位（男性可先触及喉结），然后向旁边滑动2厘米，在气管旁软组织深处稍用力即能触摸到颈动脉搏动。

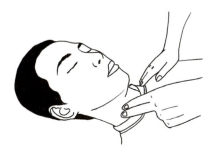

◆ **出血** 成人快速出血1000毫升以上，为严重出血；或者伤病员出血后出现面色苍白、冷汗、表情淡漠，脉搏细、速（弱、快）达到每分钟100~120次以上，即处于休克状态，需要进行紧急救治。

心肺复苏

伤病员心跳、呼吸突然停止，属于最紧急的危险状况，医学上称为"猝死"。各种严重创伤、疾病、高温、低温、淹溺、电击或中毒等原因都可能导致猝死。

心脏骤停的特征性表现是意识丧失、大动脉（颈动脉、股动脉等）搏动消失。

心跳、呼吸骤停的急救技术称为"心肺复苏术"，开展得越早越好。在4分钟内开始复苏，成功率可以达到50%；超过10分钟才开始复苏，成功率基本为零。第一目击者在第一现场、第一时间进行心肺复苏是挽回猝死伤病员生命的最大希望。建议每个人都应该学习、掌握心肺复苏技术。

现场心肺复苏的步骤

心肺复苏的步骤可以分为标准步骤和简化步骤。未经过正规培训的人员可以采用简化步骤对伤病员进行心肺复苏。

◆ 简化步骤

- 估计现场安全。
- 判断意识、心跳、呼吸。具体见"伤病情判断"部分。对于没有经过专业培训的人员而言，只要确认伤病员意识丧失、呼吸停止就可以进行以下复苏步骤（即使是专业医务人员，现场判断颈动脉搏动的准确性也并不可靠）。
- 紧急呼叫军医或拨打急救电话，启动应急系统。
- 摆正伤病员的体位（平仰卧位）。

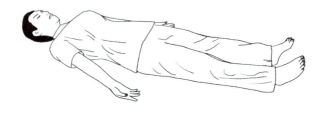

- 持续胸外心脏按压，每隔 2 分钟检查一次呼吸、脉搏。

◆ **标准步骤**　前四步与简化步骤相同，接下来的步骤依次为：
- 胸外心脏按压 30 次。
- 保持气道通畅，人工呼吸 2 次（吹气持续时间为 1 秒/次）。
- 按照胸外按压 30 次、人工呼吸 2 次的顺序反复进行。每隔 2 分钟检查一次呼吸和脉搏情况，直至终止抢救或专业人员接手抢救。

简化步骤与标准步骤相比，不要求在胸外心脏按压的同时进行人工呼吸，因为胸外心脏按压的重要性最大。

注意： 多人轮流进行胸外心脏按压，中断时间不要超过 5 秒钟。

心肺复苏基本技术

◆ **胸外心脏按压**
- **伤病员摆放体位：** 伤病员应平躺、仰卧（面部朝天）在坚硬的地面或硬板床上，头、颈和躯体保持平直，不要扭曲。如果猝死时伤病员处于侧卧或俯卧位，要一手托住其颈部，一手扶住其肩部，同步翻转成平卧位。松解其衣扣、腰带。

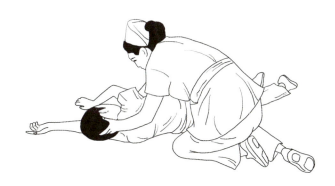

- **急救人员的位置：** 急救人员应两腿自然分开与肩同宽，根据伤病员平卧的高度，选择跪立（伤病员仰卧于地面时）或站立（伤病员仰卧于床板时），紧贴伤病员肩胸部（最好选择位于伤病员的右侧）。
- **按压方法：** 选择伤病员双侧乳头连线与躯干前正中线交点为按压点。急救者将左手的掌根部（手掌最接近手腕的部分）放在按压点，五指分开并

翘起；右手的掌根部紧贴左手背的根部，使两手平行重叠，十指交扣进行按压。急救者双臂的肘关节应绷直，双肩位于按压点的正上方以保持双臂垂直于地面，垂直向下用力按压。急救者躯体要以髋关节为支点，腰部挺直，利用上半身的重量向下压。按压深度（胸骨下陷幅度）至少5厘米，按压频率至少100次/分。按压要有规律，按压与放松的时间应相等，放松时手掌根部不能离开伤病员胸部，放松至伤病员胸部完全弹回后开始下一次按压。

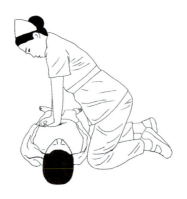

◆ **保持气道畅通** 伤病员气道阻塞导致吸气性呼吸困难，危及生命。其最常见原因是舌根后坠堵塞了呼吸道入口；其次是异物的误吸，如花生米、假牙、呕吐物等。开放气道以保持畅通才能保证后续进行人工呼吸等急救措施。主要方法如下：

■ **仰头举颏法：** 伤病员取仰卧位，解开衣领、腰带，清理口、鼻异物，取出假牙。急救者站在伤病员右侧，左手掌小手指侧（小鱼际侧）下压伤病员前额，使其头部后仰；右手食指、中指将伤病员下颌托起，使伤病员下颌、耳垂连线与地面垂直。

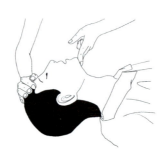

■ **双手托颌法：** 双手托紧伤病员两侧下颌，向上推举，使下颌骨保持前移，不需要使头后仰。当伤病员颈部受伤，不能后仰头部时选择此法。

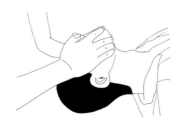

■ **海姆利克冲击法：** 当异物堵塞气道，伤病员本人无法咳出时，采用此法。简单说，海姆利克冲击法就是冲击压迫肚子，利用爆发力将异物从气道中冲压出来。

1. 压椅背自救：将上腹部抵住椅子背、桌边等固定物，反复用力冲击压迫。

2. 抱腹冲击：伤病员背靠急救者站立并前俯上半身，急救者在其身后双臂环绕其腰，一手握拳使拇指倒顶住伤病员脐部略向上部位，另一手掌紧握住拳头，迅速向内、向上冲击，注意要以双手发力点冲击，而不要用肩臂发力拖拽；可反复操作直至异物咳出。

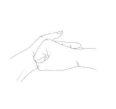
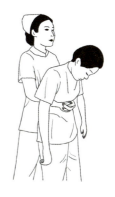

3. 婴幼儿拍背：急救者从背后一手托住婴幼儿前胸，让其头面朝下，上半身前俯，另一只手拍打其后背中央。

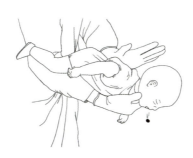

◆ **口对口人工呼吸**　先采用仰头举颏法操作，左手继而捏紧伤病员鼻翼，关闭鼻腔通气。急救者吸一口气，张嘴把伤病员口部完全包裹住，向伤病员口中吹气，可见其胸部鼓起；放开伤病员口部、松开鼻翼，见伤病员胸部回陷，有气流自口鼻呼出。每次吹气时间为 1 秒，吹气量 500～600 毫升（可以见到胸廓起伏为标准）；如果第一次吹气时胸廓没有起伏，应该再次清理气道使其保持通畅，然后再次吹气。两次吹气后不论胸廓是否起伏都必须立即开展胸外心脏按压。对于还有脉搏却没有呼吸者，每 5 秒吹气一次。

现场心肺复苏的终止

◆ **停止心肺复苏的条件**

- 伤病员呼吸、心跳恢复。
- 专业人员到场接替工作。
- 现场环境出现险情，危及急救人员安全，应立即撤出。
- 急救人员体力不支，无法维持继续救治。

◆ **复苏成功后伤病员体位摆放**　复苏成功后（伤病员恢复呼吸、心跳）需立即转移到医院进行进一步处置。转运途中为防止胃内容物反流误吸，需要将伤病员摆放成侧卧位。急救人员位于伤病员侧面，将伤病员靠近自己一侧手臂的肘关节屈曲，上抬至头部侧方，远离自己一侧手臂弯曲放置在伤病员胸前；靠近急救者一侧下肢伸直，另一侧下肢屈膝屈髋，急救人员一手扳住伤病员的远侧肩膀，另一只手扳住伤病员屈曲的膝盖，同步向自己一侧翻动，使伤病员处于侧卧位，然后将伤病员抬至头部上方的手放在其面颊下方。

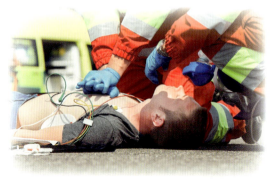

止血

正常成人体内血液总量占体重的 8%，以 60 公斤体重的成人为例，其血液总量为 4800 毫升。急性大出血是创伤早期死亡的主要原因，判断方法见"危重伤病情判断"部分。人体对出血的反应为血管收缩、血栓形成，以中止、减少血液丢失；如果持续失血，会导致出、凝血机制紊乱，凝血障碍。大出血还会导致伤病员体温降低，体温降低会加重凝血机制障碍，因此急救时除了止血之外，要尽量采取保暖措施。

出血部位的判断

◆ **外出血**　外伤导致血管破裂，血液流出体外。根据破裂血管的种类分为 3 种类型：

■ **动脉出血**：压力高，血液从伤口喷溅而出或如喷泉一般随心跳节律而汩汩冒出，颜色鲜红，流速快、量大，不易自行止住。

■ **静脉出血**：血液自伤口持续涌出或徐徐流出，流速较均匀且无明显律动性，颜色呈暗红色。一般体表小静脉出血，多能自行止住；如为深部大静脉破裂，出血量会很大且不容易自行止住，需要进行紧急止血处置。

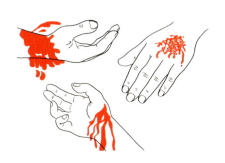

■ **毛细血管出血**：血液如水珠一般自伤口流出，颜色介于动、静脉血液之间，量少，如自身机体凝血功能正常，可以自行止住。

◆ **内出血**　出血发生在体腔内如胃肠道、肝、脾、肺、肾或脑等部位，外表看不到流血，但可出现呕血、便血、咯血或尿血等症状，出血量大时，同样会出现休克等表现。

◆ **皮下出血** 皮肤表面可以看到瘀斑或血肿等，可自愈。

止血方法

◆ **操作原则**

▪ **清洁操作**：止血时应尽量戴无菌手套，如果没有医用无菌手套，操作者可以用肥皂清洗双手或用清洁纱布、布片等隔离伤口，以避免伤口污染。

▪ **充分暴露伤口**：去除伤口周围的衣物等遮蔽物，保证伤口被充分暴露，便于处置伤情。

▪ 异物嵌入或骨折断端刺出体表的伤口，不能采用直接按压伤口的方式止血，应在伤口经行血管的上端采取止血措施。

▪ 四肢出血时，应将出血的肢体抬高至高过心脏水平面的位置。

▪ 应慎重使用止血带，例如需要紧急止血的同时需要迅速脱离危险环境，或在指压止血或加压包扎等止血方法无效的情况下使用。

▪ 止血材料可以使用无菌敷料或洁净的毛巾、手绢、衣物等；禁止应用铁丝、电线等进行捆绑止血。

◆ **常用的止血方法**

▪ **加压包扎止血法**：是最常用的止血方法，对于毛细血管出血、静脉出血和细小动脉出血均可使用。

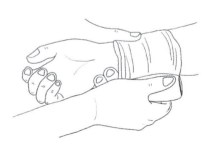

具体操作为：①用较厚的消毒纱布或替代物覆盖伤口表面；②在纱布上方用绷带、三角巾或布条等以适当的压力缠住，一般在 20 分钟之内可止住出血。

▪ **指压止血法**：用手指、手掌或拳头压迫伤口近心端（动脉血液由心脏沿大、中、小动脉向四周传送，动脉靠近心脏的一端叫"近心端"，远离心脏的一端叫"远心端"）的动脉，使血流中断或减少，以达到止血的目的。

前额、颞部出血：压迫颞动脉，搏动点位置在耳郭前上方。

颜面部出血：压迫双侧面动脉，搏动点位置在下颌角前凹陷内（手指沿下颌骨下缘中间的位置可以触到下颌骨有一小的凹陷处）。

颈部出血： 压迫颈动脉，搏动点位置在气管正中部位（男性可先触及喉结），然后向旁边滑动 2 厘米，在气管旁软组织深处稍用力即能触摸到颈动脉搏动。压迫颈动脉应慎重，绝对禁止同时压迫双侧颈动脉。

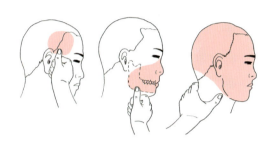

腋窝及肩部出血： 压迫锁骨下动脉，搏动点位置在锁骨上窝中部向下、向内侧按压。

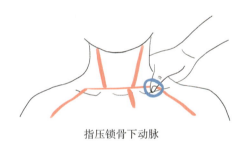

指压锁骨下动脉

前臂出血： 压迫肱动脉，搏动点位置在上臂肱二头肌内侧中间部位。用四指指腹按压肱动脉向肱骨干。

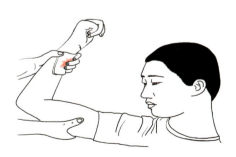

手掌、手背出血：压迫桡动脉和尺动脉，在手掌横纹稍向上的手腕两侧可触及动脉搏动的位置，分别向内侧压向桡骨和尺骨。

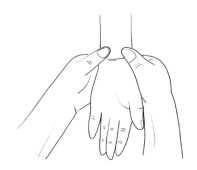

手指出血：紧握拳头止血。

大腿出血：压迫股动脉，搏动点在大腿根部腹股沟中点略向下，动脉粗大，需双手拇指叠加或用拳头用力向上、向内压迫。

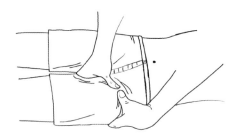

小腿出血：压迫腘动脉，搏动点在腘窝中点。

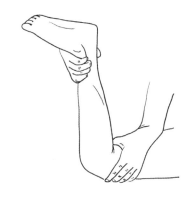

足部出血：压迫足背动脉和胫后动脉，足背动脉搏动点在足背中部近脚腕处，胫后动脉在足跟与内踝之间，用双手拇指分别压迫。

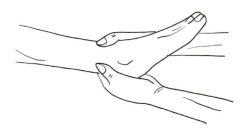

■ **止血带止血法：**适用于四肢大动脉出血或加压包扎法不能有效控制的大出血。制式止血带有橡皮止血带、卡式止血带、充气止血带等，其中以充气止血带效果最佳。应急条件下，可用绷带、三角巾、布条等代替物。使用时，要先用毛巾或三角巾等衬垫物缠绕在止血带下。

勒紧止血法：在伤口近心端用绷带或三角巾或带状布料，勒紧缠绕伤肢并扎两道，第一道作为衬垫，第二道用力勒紧（以远端动脉搏动刚不能触及为标准）止血。

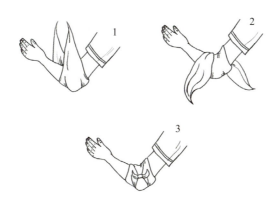

卡式止血带止血法：在伤口近心端将涤纶松紧带缠绕肢体一圈，把插入式自动索卡插进活动锁紧开关，一只手按住活动锁紧开关，另一只手拉紧涤纶松紧带，至远端触不到动脉搏动为止。

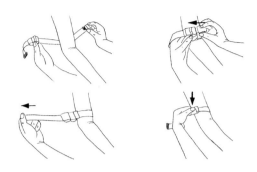

橡皮止血带止血法：在伤口近心端先放置衬垫，用左手拇指、食指、中指捏住止血带的头端，右手拉紧尾端缠绕肢体一周，并压住止血带头端；再缠绕一圈（左手食指、中指可放在止血带下方），然后用左手食指、中指夹住尾端后将尾端从止血带下牵拉至另一端，使之形成一个活结。

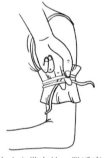 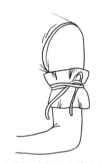

将橡皮止血带中的一段适当拉紧拉长，绕肢体2～3周　　橡皮带末端紧压在橡皮带下面

充气止血带止血法：按照血压计原理设计，有压力表显示压力大小，压力分布均匀，效果较好。使用时将止血带绑在伤口近心端，充气加压后止血。止血带标准压力为：上肢250～300mmHg，下肢300～500mmHg。

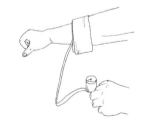

绞紧止血法：应急替代橡皮止血带的一种方法。伤口近心端加衬垫后，用绷带、三角巾、布条等缠绕一圈，两端打一活结，再用一支短棒插入活结与衬垫之间，旋转短棒至远端动脉搏动消失，将短棒一端插入活结，将活结拉紧固定。

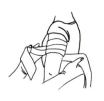 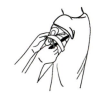

a. 绷紧布带　　　　b. 打活结、穿绞棒

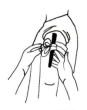 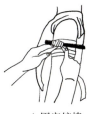 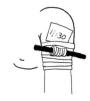

c. 绷带　　　　d. 固定绞棒　　　　e. 标注时间

注意事项： 不轻易使用止血带止血法，因为容易损伤神经、导致远端肢体坏死；使用止血带必须加衬垫；止血带应扎在伤口近心端，尽量靠近伤口；有压力表时，用充气止血带法，无压力表时，以刚好使远端动脉搏动消失为度；禁止用铁丝、电线等作为止血带；使用止血带不要超过 5 小时；要明确标记止血带扎紧的时间，以便后续处理；每 30 分钟放松一次止血带，可以用指压止血法临时替代，松开 2~3 分钟后再在稍高的位置扎止血带（并再次标记时间），不要在同一部位反复缚扎。

■ **填塞止血法：** 将无菌敷料填入伤口内压紧，外加敷料加压包扎。此方法仅在伤病员腋窝、肩部、大腿根部出血，用指压或加压包扎法难以止血时应用。

■ **屈曲肢体加垫止血法：** 多用于肘或膝关节以下的出血，在没有骨或关节损伤时使用。在肘窝或腘窝放置绷带卷，再强屈关节，用绷带或三角巾扎紧。由于使用此法时，伤病员痛苦较大，容易压迫神经，且不便于搬运伤员，不宜作为止血首选。

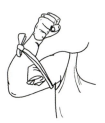 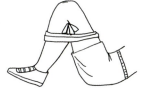

a. 上肢　　　　　　　　b. 下肢

包扎

包扎的目的是保护伤口、避免伤口被污染、固定敷料或骨折及压迫止血等。包扎前要确保覆盖创面、松紧适度，打结时要避开伤口及坐、卧时受压部位。

绷带包扎法

绷带包扎是包扎技术的基础。可以随不同机体部位变换包扎方法，起到制动、固定敷料或夹板、加压止血、防止组织液流失及促进下肢静脉回流等作用。但对于胸腹部伤，绷带包扎费时、易松脱，包扎过紧时还会影响呼吸，应用效果不如三角巾。常用的绷带包扎方法如下。

◆ **环形法** 环形法是最常用的方法，用于肢体粗细基本相等的部位，如颈、胸、腹及四肢等，用绷带环形缠绕，绷带头部略作向下倾斜，缠绕第二、三圈时压住头部，绷带尾部用胶布粘贴固定或从中间剪开分成两股打结固定。

◆ **蛇形法** 多用于夹板固定。将绷带按环形法缠绕数圈后，以绷带的宽度为间隔斜行向上（或下）缠绕。

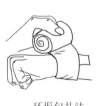

环形包扎法

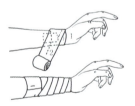

蛇形包扎法

◆ **螺旋形法** 先将绷带按环形法缠绕数圈，随后斜行向上（或下）缠绕绷带使每一圈都盖住前一圈的 1/3 或 1/2，呈螺旋形。用于粗细不等的四肢包扎。

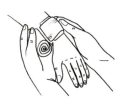 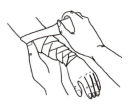 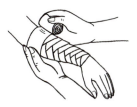

◆ **8字形法** 用于屈曲的关节部位如肩、髋、膝等。先将绷带由下向上缠绕,绕经关节后再由上向下缠绕,如"8"字形。缠绕腋窝时需加衬垫,减轻局部压迫。

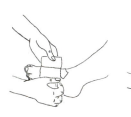 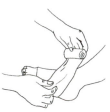 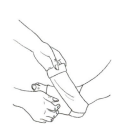 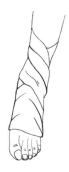

三角巾包扎法

制式三角巾底边长130厘米,侧边长85厘米,高65厘米,顶角有一约45厘米长的系带。可以根据需要折成不同形状。

◆ **头顶部包扎法** 把三角巾底边向上折返约3厘米,底边正中置于伤病员前额,与眉平齐,顶角拉向头后,然后将两个底角各自绕经两耳上方,在枕后进行交叉,交叉时将甩在脑后的顶角扫在一端并压在下面,两底角再绕到前额,打结固定。

◆ **面具式包扎法** 三角巾顶角打结套在颌下,罩住面部及头部,将两底角在

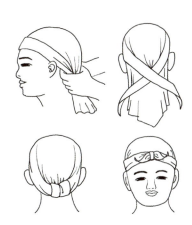

枕后交叉并拉紧，绕到前额部打结，在口、鼻、眼部各剪一小口。用于面部广泛的损伤。

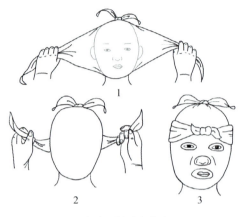

三角巾面具式包扎法

◆ **肩部包扎法**　将三角巾折成燕尾巾样式，放在伤侧肩上，两底角拉至对侧腋下打结；然后一手持三角巾中点，另一手持顶角拉紧，将三角巾底边中点由前向下并向肩后包绕，将顶角与底边中点在腋窝处打结固定。

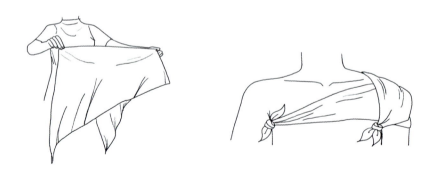

◆ **三角巾胸背部包扎法**　三角巾底边横放在胸部创伤部位下方，拉起顶角并翻过伤侧肩膀上方放置到后背，使三角巾中央覆盖伤口，双侧底角绕至后背打结，顶角与底角打结的余头打结固定。背部同理操作，三角巾覆盖背部伤口，在前胸打结固定。

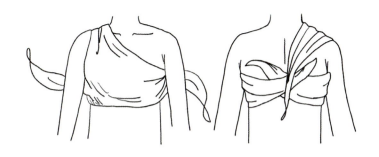

◆ **三角巾下腹部及会阴包扎法** 将三角巾底边包绕腰部,在腰背部打结,顶角朝下兜过会阴部与底角余头打结固定。

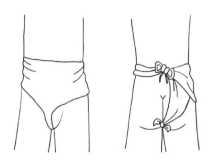

◆ **三角巾上肢包扎法** 将三角巾平铺于伤病员胸前,伤侧手臂放置在三角巾之上,三角巾顶角与肘关节位置平齐并略超出肘外,屈曲伤侧上肢,使上臂与前臂呈90°夹角,自然握拳、掌心向内,将三角巾两底角分别绕到颈部两侧在颈后打结固定,使三角巾紧托住屈曲的前臂,将三角巾顶角折起托住肘部并用别针扣住。

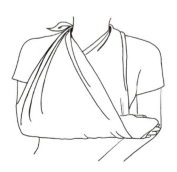

◆ **三角巾手足包扎法** 伤病员手指或脚趾对着三角巾的顶角，将手或脚平放在三角巾中央，底边位于腕部，将顶角提前放到手背（或足背）上，再拉起两个底角在手背（或足背）交叉并压住顶角后缠绕到腕部，在掌侧或背侧打结固定。

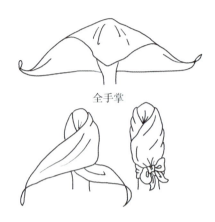

全手掌

特殊创伤的包扎

◆ **脑组织膨出的包扎** 遇到脑组织从伤口膨出，不要采用压迫包扎的方法。应该用消毒纱布覆盖脑组织，再用纱布卷成环形圈，圈的大小以能将脱出物环套住为宜，再用干净的碗或茶缸扣住环形圈，再用三角巾或尼龙网套包扎固定。

◆ **腹部内脏脱出的包扎** 立即用消毒纱布或保鲜膜覆盖伤口，用三角巾或绷带或腰带作环形圈，大小以正好套住脱出物为宜，再用饭碗或茶缸扣住环形圈，用三角巾或绷带等作腹部包扎。

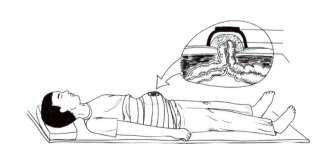

◆ **异物刺入体内的包扎** 异物刺入体内，切忌将异物拔出后再包扎（因为可能造成内部出血不止）。应在敷料上剪洞，套过异物后放置在伤口上，纱布卷放置在异物两侧，使异物固定不移动，最后用绷带或三角巾包扎。

包扎的注意事项

◆ 树立无菌观念，包扎时应先清洁伤口，盖以消毒纱布或替代物，再进行包扎。要避免直接接触伤口，严禁用手或不洁物触摸伤口，严禁用自来水、井水等冲洗伤口（化学灼伤除外）。

◆ 严禁轻易取出伤口内异物，严禁把脱出体腔的脏器送回。

◆ 包扎时应松紧适宜。过松会容易使辅料移位或脱落，过紧则会影响血运。

◆ 包扎原则上要从远心端向近心端，伤者的指端应尽量外露，以便于观察其血运情况。

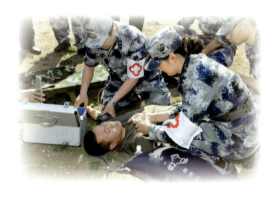

◆ 打结时要避开伤口，尽量在肢体外侧端打结。

◆ 对于皮肤皱褶处或骨隆突部位，要用棉垫等进行保护，以防止压疮。

> 人，只要有一种信念，有所追求，什么艰苦都能忍受，什么环境也都能适应。
>
> ——丁玲

固定

固定的目的是减少伤部活动，避免再损伤（如骨折断端刺破周围血管、脏器或神经等），减轻疼痛，便于搬运。固定器材最理想的是夹板，材质有木制、金属、充气性塑料夹板或可塑性树脂夹板等。紧急情况下可以用竹板、树枝、木棒、镐把或枪托等代替，也可以用伤病员的躯干或健侧肢体进行临时固定。

常见骨折的固定

◆ **锁骨骨折固定** 用敷料或毛巾垫在两腋前上方，将三角巾叠成带状（可用绷带、布条等替代），两端分别缠绕两肩、呈"8"字形拉紧并在背后打结固定，要点是尽量使两肩向后张开（如做扩胸运动时的位置）。

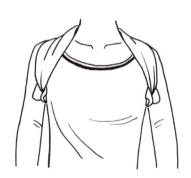

◆ **上臂骨折固定** 伤病员手臂屈肘90°，用四块夹板分别放置在上臂内、外、前、后侧，再用绷带缠绕固定，用三角巾悬吊在胸前。只有两块夹板时，将较长的夹板放置在上臂的后外侧，短的夹板放在前内侧，用绷带固定骨折部位上下两端后，用三角巾悬吊在胸前。只有一块夹板时，将夹板放在上臂外层固定，其余操作同前。没有夹板时，可以用两块三角巾，一块将上臂呈90°悬吊胸前，另一块叠成带状环绕伤侧上臂固定在胸侧。

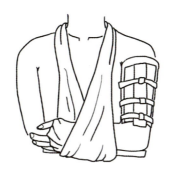

◆ **前臂骨折固定** 伤病员手臂屈曲90°，用两块夹板分别放置在前臂尺骨、桡骨两侧，骨折突出部位衬以软垫，用绷带固定，再用三角巾悬吊伤臂。没有夹板时，可以在三角巾上放置一本书，托住上臂并悬吊在前胸；或者用两块三角巾，一块悬吊伤臂，另一块环绕伤臂固定在前胸。

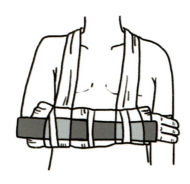

◆ **大腿骨折固定** 把长夹板或替代物（长度为自腋下到足跟）放置在伤肢外侧，另用一夹板（长度为自大腿根部到足跟）放置在伤肢内侧，空隙部位加棉垫，用绷带、叠成带状的三角巾或替代物分段固定。足踝部位用绷带呈"8"字形固定，使脚与小腿保持90°角。

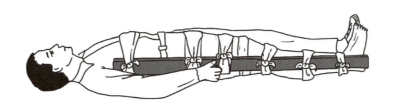

◆ **膝部骨折及脱位固定** 伤病员仰卧，在膝下放置软垫，使伤侧膝关节屈曲至伤病员感到舒适为宜，用软垫包裹膝部，再用绷带包扎。需要注意伤病员足部感觉、脚趾活动情况以及足背动脉搏动情况，尽量防止神经及血管损伤，如有膝关节以下感觉（触觉、痛觉、温度觉）消失、运动障碍、动脉搏动减弱或消失需紧急后送。

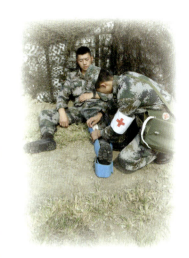

◆ **小腿骨折固定** 伤腿伸直，用两块长度上过膝关节、下过足跟的夹板或替代物分别放置在小腿内、外侧，空隙部位加棉垫，用绷带、叠成带状的三角巾或替代物分段固定。如果没有夹板，可以用另一侧健康下肢为固定物，两腿中间加软垫，用绷带固定。同样需要注意足部感觉、运动及动脉搏动情况。

◆ **脊椎的固定** 脊椎骨折或脱位可导致脊髓损伤，造成截瘫甚至死亡的严重后果。因此至少需要三人同时水平托起伤病员，轻柔放在硬板担架或木板上，搬运过程要保持躯体平直，不能扭曲或挤压脊柱。伤病员本人如果发现脊椎损伤（躯体在某一水平截面以下丧失感觉和运动能力），不要挣扎自救，必须呼叫等待救援人员，以免加重神经损害；对于救助者不正确的搬运方式要坚决制止。

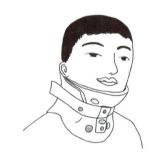

■ **颈椎固定**：通常用颈托固定。如果没有颈托，救助人员要有一人专职负责用双手固定住患者的头部，防止颈椎扭动、受压。

■ **胸腰椎固定**：用软垫、沙袋等放在躯干两侧，用绷带或替代物将伤病员固定在硬板床或硬板担架上。切忌让伤病员行走或躺在软担架（或床）上。

◆ **骨盆骨折固定** 伤病员仰卧位，双腿伸直，用软垫放在双腿间，用宽布带固定双膝，用窄布带固定双足。

注意事项

◆ 对于开放性的骨折（骨折断端刺出皮肤或自伤口可以看见骨折），应先止血，包扎伤口后再固定。

◆ 在使用夹板固定时，其长度要超过骨折肢体的上、下两个关节（小腿骨折要超过膝关节、踝关节，大腿要超过髋关节、膝关节，前臂超过肘关节、腕关节，上臂超过肩关节、肘关节）。放在伤肢的两侧或下方，固定在受伤部位的上下两个关节。

◆ 固定松紧应适度，过松固定不牢，过紧影响血运。肢体骨折固定时要露出指（趾）端以便观察血运及运动情况。

◆ 对于开放性骨折，禁止将外露的骨折端送入伤口内。避免污染伤口及继发损伤。

◆ 在夹板与皮肤之间要加以衬垫，在骨的隆突部位和悬空部位应该加用软垫，以免受压或固定不牢。

◆ 固定后挂上标记，注明简要伤情及处置时间。

> 在自救或救人的过程中，最宝贵的就是事发最初的几分钟，面对这宝贵的几分钟时间，很多人因不懂基本的急救知识，无法动手，不知所措，等到救护车赶到时，许多鲜活的生命已经错过了最佳抢救时机，令人终生后悔不已！因此，学习、普及急救常识和基本操作技能，已经刻不容缓。
>
> ——钟南山

搬运

搬运伤员的原则是及时、安全、迅速将伤病员转移到安全地带。搬运不当可以使前期的成功救治功亏一篑或加重伤情。

常用的搬运方法

◆ **担架搬运** 最常用的搬运方式,适用于伤情较重、行程较长的情况。

■ **担架种类**

帆布担架:多为制式备用担架。

板式担架:由硬木板、塑料板、合金等制成。适用于心肺复苏或骨折伤员。

铲式担架:铝合金材质,纵向分为两个铲形部分,可以直接从伤员身下插入,而不用移动伤员。适用于脊椎、骨盆骨折伤员。

四轮担架:担架带有四个车轮,有可折叠式和固定式。可平稳推动。

绳索担架:木棒或竹竿两根、横木两根捆扎成长方形担架框,然后用结实的绳索环绕木棒并在木棒两端系牢。

被服担架:用结实的外衣两件或大衣一件,衣袖内翻,分别插入木棒,再将衣服的纽扣系牢。

■ **注意事项**

1. 搬运之前,应先检查伤病员的生命体征和伤情,注意观察头部、脊柱、胸腹部有无外伤,特别是颈椎有无损伤。

2. 保持伤病员气道通畅,按照前几节所述方法进行包扎、止血、固定后再进行搬运,必要时心肺复苏可以与担架搬运同时进行。

3. 搬运人员及设备要准备妥当,对体重过重、意识不清、躁动不安的伤病员要事先考虑周密,防止中途坠落。

4. 搬运过程中随时观察病情变化,重点关注意识及呼吸情况,以备及时进行抢救。

5. 对于头部、脊柱、骨盆、胸腔及腹腔外伤的伤病员，均应使其躺在担架上搬运，不要让伤病员坐起。

■ **动作要领：** 搬运时以 3～4 人为一组，将伤病员以足部向前、头部向后的方向移上担架，后面的担架员负责观察病情。担架员要步伐一致，平稳前进，上下坡时担架员要调整体位，使担架保持水平移动。

◆ **徒手搬运**　适用于伤病员需要紧急脱离危险环境；或者病情较轻、路程较短的伤病员搬运。

■ **拖行法：** 现场环境危险，紧急转移伤病员时应用。救护人员位于伤病员的背后，将伤病员双臂放置在其胸前，救护人员双臂放置在伤病员的腋下，双手紧握住伤病员手臂，向后拖行。或者将伤病员外层上衣解开，自背后将上衣的下摆向头部反折，反折的上衣托住伤病员颈部，向后拖行。

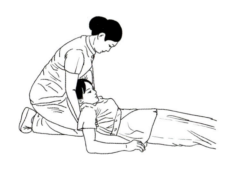

■ **扶行法：** 适用于伤势轻、清醒并能自己行走的伤病员。救护员将伤病员靠近自己的一侧手臂绕过救护员的颈后，并用另一侧的手从胸前握紧伤病员的前臂，靠近伤病员一侧的手臂扶持其腰部，使伤病员贴近救治者，协同前行。

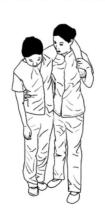

■ **抱持法**：需确定伤病员无脊柱损伤，救护员一手托住伤病员的背部，另一手托住其大腿，将伤病员抱起前行。

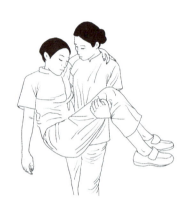

■ **爬行法**：适用于空间狭窄不能站立或者火灾浓雾现场的伤病员搬运。将伤病员双手放在胸前，用布带捆扎固定其手腕；救护人员骑跨于伤病员躯干之上，将伤病员捆扎牢固的手腕套在自己的颈后，肩背部向上用力，托起伤病员的头、颈、肩部离开地面，救护员双手、双膝着地向前爬行。

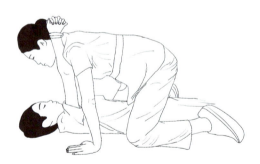

■ **背负法**：适用于清醒、下肢行动不便、体重较轻的伤病员。救护员背靠伤病员的前面，微弯背部，将伤病员背起前行。

■ **杠轿式搬运法**：适用于清醒且上肢没有受伤的伤病员。两名救护人员面对面站于伤病员背后，取蹲位，各自用右手握紧自己的左手腕，左手再握紧对方的右手腕，伤病员双臂搂紧救护员颈后坐在杠轿上，救护员缓慢起身，协同前行。

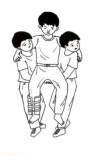
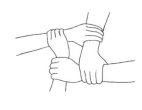

特殊伤的搬运

◆ **腹部内脏脱出** 将伤病员双腿屈曲，包扎（具体见特殊创伤的包扎）后取仰卧位，并注意腹部保温以防止肠管过度胀气。

◆ **昏迷伤病员** 使伤病员侧卧或俯卧于担架上头偏向一侧，以防止误吸。

◆ **骨盆损伤** 包扎后将伤病员以仰卧位放置于硬质担架上，膝微屈，膝下加布垫。

◆ **脊柱损伤** 搬运时要严格保持脊柱伸直，防止屈曲或扭转。颈椎损伤的伤病员要由 3~4 人协同搬运。一人专门负责头部的牵引固定，保持头部与躯干呈一直线，其余人员蹲在伤病员的同一侧，分别托住躯干及下肢，务必要同步托起伤病员轻放在硬质担架上。伤病员颈部用颈托固定或在颈部两侧放置沙袋固定。对于胸、腰椎损伤的伤病员，三名救护员在伤病员的同一侧，三人分别托住伤病员的背部、腰部和双下肢，同时将伤病员托起轻放到硬质担架上，在其腰部垫薄软枕，保持脊柱的生理弯曲。

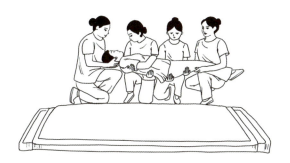

◆ **颅脑损伤** 包扎后使伤病员取半卧位或侧卧位置于担架上，保持呼吸道通畅，用软枕或衣物将伤病员的头部垫好防止震动。

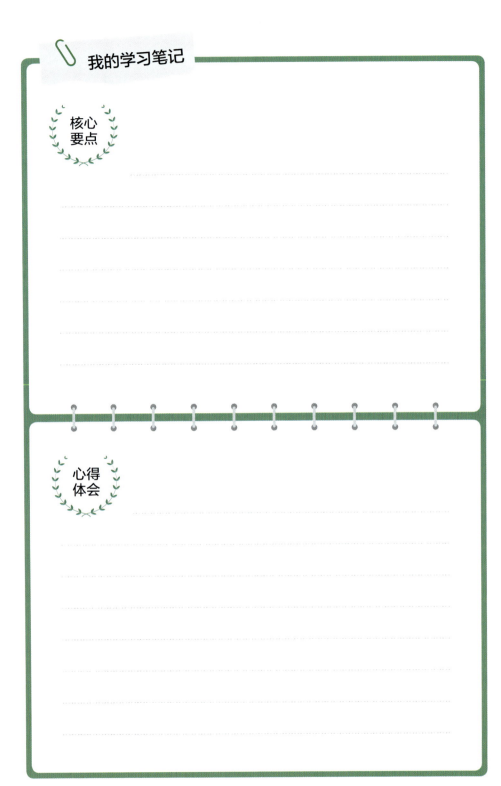

12
合理利用卫生资源

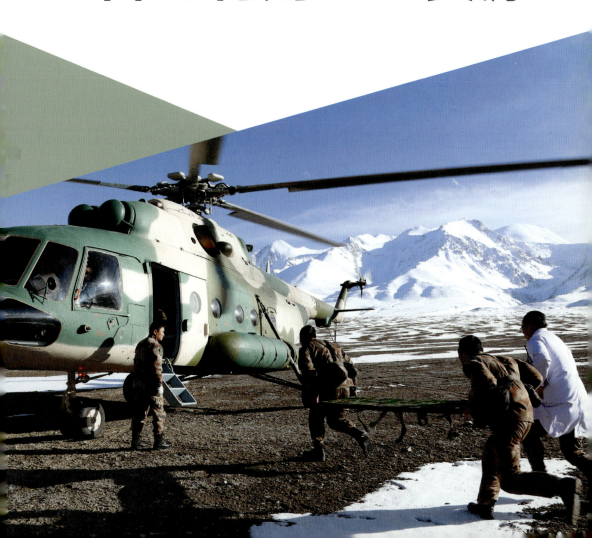

军队人员就医看病有什么规定

军队人员（包括军官、士官、士兵、文职人员、职工及家属等）需要看病时，均应在规定的卫生专业机构进行，并实行逐级转诊，分级治疗。

军人在军队医疗机构诊治，符合诊疗范围和用药范围规定的，享受免费医疗；文职人员、符合条件的家属及职工享受优惠医疗。

自2017年10月1日零时起，实行军队干部全军医院门诊就医"一卡通"，即持军人保障卡可在全军医院门诊就医。

自2019年1月1日起，全军士官、义务兵、学员及持有军人保障卡的军人家属，实现军队医院门诊就医"一卡通"。

自2019年4月13日起，调整后的军人及其家属医疗保障有关政策正式实施，将所有未满18岁的军人子女也纳入军队医疗保障对象。

广大官兵自身健康有问题时应当首先向连队卫生员或军医报告病情。根据每个人的病情，按照规定就医或逐级转诊。外地执行任务或出差可按规定就近就医。

保障机构

☆ ·· 全军后方医院（含临床部、分院）

☆ ·· 军医大学附属医院

☆ ·· 队属医院

☆ ·· 编制有医疗床位的疗养机构

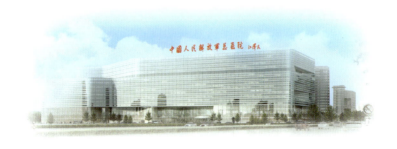

> 实施办法

◆ **体系就医**

原则上应当按照划分的医疗体系就医，到体系医院门诊持卡直接挂号诊治。

◆ **非体系住院**

在非体系医院门诊就医，**伤病情危急需紧急住院治疗的**，接诊医院应当及时安排收住院，达到临床治愈标准后办理出院，其后续治疗**原则上应当回体系医院实施**。其他情况需住非体系医院的，仍按照现行转诊办法实施。

◆ **报销**

军队人员在全军医院门诊"一卡通"就医，符合以下规定要求的，享受免费医疗。

《军人及其家属医疗费用管理规定》

《军队合理医疗药品目录》

《军队合理医疗医用耗材基本目录》

◆ **非体系就医**

根据伤病诊治需要，持卡到非体系医院门诊就医，享受与该医院体系内同级别军队干部同等医疗待遇，医院**不得**设置任何行政审批。

◆ **体检保健**

年度健康体检、婚前体检、孕期保健、待产分娩等，仍按照现行规定由相应医疗机构负责实施。肿瘤病人门诊单纯行放疗、化疗治疗，原则上应当在体系医院实施。

合理用药

合理用药的核心信息

2013年12月10日国家卫计委发布合理用药十条核心信息。

合理用药是指安全、有效、经济地使用药物，优先使用基本药物是合理用药的重要措施。

用药要遵循"四能"原则：

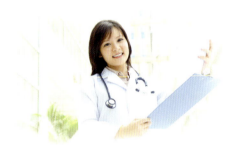

专家提示
能不用就不用
能少用就不多用
能口服不肌肉注射
能肌肉注射不输液

购买药品注意区分处方药和非处方药。

阅读药品说明书是前提，特别要注意药物的禁忌、慎用、注意事项、不良反应和药物间的相互作用等事项。

处方药要严格遵照医嘱，切勿擅自使用。

任何药物都有不良反应，非处方药长期、大量使用也会导致不良后果。

孕期及哺乳期妇女用药要注意禁忌；儿童、老人和有肝脏、肾脏等方面疾病的患者，用药应谨慎，用药后要注意观察；从事驾驶、高空作业等职业者要注意药物对工作的影响。

药品存放要科学、妥善，防止因存放不当导致药物变质或失效。

接种疫苗是预防一些传染病最有效、最经济的措施，国家免费提供一类疫苗。

保健食品不能替代药品。

解读药品说明书

拿到了药，你能看明白说明书吗？药品说明书着重阅读以下三个部分：

◆ **看药品名称** 药品名称分为通用名、商品名和化学名，相同的化学药物可以有不同的商品名。服药时一定要看清化学名，以防重复用药，甚至造成中毒。例如，速效伤风胶囊含有对乙酰氨基酚，而维C银翘片也含有对乙酰氨基酚，如果同时服用一定要注意药物剂量；有的药属于同药不同名，如诺氟沙星（又名氟哌酸）、对乙酰氨基酚（又名扑热息痛）。

◆ **看规格、用法与用量** 这是用药安全、有效的基础，也就是一日几次，一次几片，是口服、含服还是外用等。

◆ **识别有效期** 用药前务必关注有效期，找到生产日期，再找到有效期，计算是否过期，决不使用过期药品。

◆ **特别重视"警告"及注意事项** 医生、药师向患者说明的事项，如阿司匹林、对乙酰氨基酚等有胃肠道刺激性，尤其肠胃不好的战友，一定在饭后服用，以免出现胃肠道反应。

如何合理用药

◆ **剂型（怎么用）** 药物的剂型有很多，如打针用的注射剂，口服用的片剂、胶囊剂，吸入用的喷雾剂，五官用的眼药水、眼药膏，外用的软膏剂、贴的膏药，直肠用的栓剂等。这里提醒战友们用这些剂型药物的几点注意事项。

■ **肠溶片、缓释控释药：** 不可将药物掰开、嚼碎或研成粉末服用，应整体吞下。

■ **胶囊：** 难以吞咽，可先少量水润湿咽喉，一般胶囊可剥开服用，但是肠溶胶囊和缓释胶囊一定不能剥开。

■ **含化类药物：** 如硝酸甘油片、华素片及各种含片，不可吞服。

■ **泡腾片、散剂、颗粒剂：** 不可直接吞

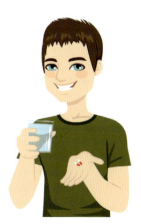

服，应放入适量温水中，待药物完全溶解后摇匀服下。

■ **糖浆剂：** 止咳糖浆、枇杷露等糖浆类药物，一旦打开后，不能存放过久，冬天一般不超过 3 个月，夏天不超过 1 个月。

■ **外用制剂：** 使用滴眼药水时，应平躺或仰头，手指压住眼内角 1～2 分钟，防止药水流入鼻腔；使用软膏剂如扶他林时，一定要将药膏平铺于患处，并将表皮搓热，以促进药物的吸收；伤湿止痛膏或红花油使用前后，用药处应避免接触水或受风。

◆ **剂量（用多少）** 药效与药量相关，药量不够达不到效果，药量过大则容易引起毒性反应。要注意查看说明书或者谨遵军医医嘱，比如首剂量（第一次服药）减半，还有就是每日几次，每次几片（粒）等，如右侧提示框。

> 每日 2 次，间隔 12 小时服药；
> 每日 3 次，间隔 8 小时服药；
> 每日 4 次，间隔 6 小时服药。
> 服药间隔最少 4 小时。

◆ **疗程（用多久）** 不听医嘱超过疗程服药和缩短疗程用药都有害，如过早停服抗生素，容易形成耐药菌，更难以杀灭病菌。时断时续、疗程不足、突然停药或随意换药必须坚决杜绝。

◆ **按时服药（何时用）** 早晨、睡前、饭前后服用都有差异，应遵医嘱，例如氢氧化铝、果胶铋胃粘膜保护药和胃动力药吗丁啉应在饭前服用，具体参考右侧提示框。

> 睡前服用，睡前 15～30 分钟；
> 饭前服用，饭前 30～60 分钟；
> 饭后服用，饭后 15～30 分钟。

◆ **服药期间注意事项（谨慎用）**

■ 服药后不可马上运动或洗澡，应稍作休息。

■ 服药后不宜立刻睡觉，最好过半小时再睡觉。

■ 送服固体药物时，1 小杯温水足够，不可饮水过多。

■ 服用抗生素、阿司匹林等药物应忌酒。

■ 不能用茶水送服药物。

■ 忘吃药不能加倍补，应遵医嘱，重新制定疗程服药。

■ 止泻药不与牛奶同服。

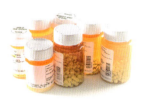

谨防不合理用药

滥用抗生素

◆ **何为滥用抗生素**

- 不该用药时用了。
- 不考虑感染情况随意用。
- 不考虑疗程和药物的合理性，服用和停用较随意。
- 盲目"联合用药"，几种抗生素同时服用。

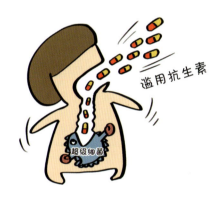

◆ **滥用抗生素的危害**

诱发细菌耐药：几乎没有一种抗菌药物不存在耐药现象。

损害人体器官：会造成人体损害，如影响肝、肾、胃肠道反应及引起再生障碍性贫血等。如链霉素可引起眩晕、耳鸣、耳聋；庆大霉素可损害肾脏；四环素易致四环素牙等。

导致双重感染：长期滥用抗生素后，敏感菌会被杀灭，而不敏感菌则趁机而入，诱发新的感染。

使用抗生素注意事项：
遵医嘱。
不主动要求医生提供抗生素。
不随意超剂量服用抗生素。

◆ **如何合理使用抗生素**　要在医生指导下，做到"当机立断，剂量充足，疗程用够"基本原则。根据病情的轻重缓急不同决定采取口服、注射的给药方式。

迷信好药、贵药、进口药和保健品

无论是好药、贵药、还是进口药，目的都是为了预防和治疗疾病，没必要得了小病也强求使用。

◆ **未必安全**　由于此类药物使用时间较短，很多安全问题短时间尚未暴露出来，一定程度上增加了服药的安全风险。

◆ **浪费金钱**　能治病就是好药，国内物美价廉的药品只要不是假药、劣药，都是符合治疗标准的，只要用对药物即可。对于迷信好药、贵药、进口药，无疑都是浪费金钱罢了。

◆ **保健品不是灵丹妙药**　保健品可以起到保健和辅助治疗的作用，但必须在医生指导下服用，不可乱服。很多人迷信保健品，甚至将其替代日常饮食或治疗药物，这样极易造成患者延误治疗时机。另外，提示战友们尤其要懂得如何识别假冒伪劣保健品，以免损害健康。

"输液"之痛

◆ **输液大国**　在国内打"吊针"司空见惯，其实超过一半以上没必要。这都是"输液万能"错误观念惹的祸，医生也难以抵挡。

◆ **小心输液的副作用**　输液只是疾病治疗给药的途径之一，其本身有严格的医学适应要求。而输液也可能造成药物过敏反应、静脉炎症及局部红肿等。因此，为了自己的健康，建议大家能不输液尽量不输液。

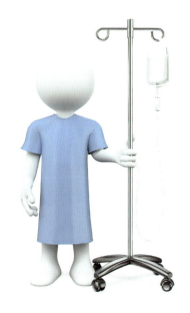

主动配合诊疗

轻松就医 9 招

第 1 招：就诊前，做好三项准备工作

项目	内容
患病过程整理总结	对疾病开始的特点、自己的感受、既往就诊的过程、治疗经过，以及做过哪些检查、服过哪些药物等进行整理
既往检查资料	每次就诊时都要带好以往的病历卡、各种化验单、影像检查报告，还要把药盒、药瓶带给医生看
必要的心理准备	与医生交谈时，尽量放慢语速，稳定情绪

第 2 招：候诊时，可以做以下事情

与病友多交流，但不要照搬他人"经验"。

多了解就医知识，看看宣传栏和候诊室外张贴的宣传资料，阅读医院提供的其他健康科普资料。

如果是第一次就诊，还可以了解和熟悉医院的环境，以便就诊后能顺利地进行各项化验、检查或取药等。

第 3 招：要信任医务人员

医生"想把病看好"与战友们希望"看好自己的病"是一致的。因此，在就诊时，首先要相信医护人员会尽最大努力来治自己的病。千万不要因社会上的一些极端例子或是戏剧小品中的某些情节而影响自己对医生的看法。

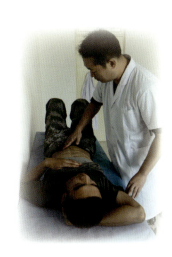

第 4 招：学会与医生交流

看病时，医生首先需要问诊。战友们不妨先明确最不舒服的感觉是什么，部位在哪里，并直接告诉医生。随后，认真听清医生的提问，并一

一作答。

一般医生对患者的提问都比较简单，比如"哪里不舒服？什么时候开始的？持续多长时间？有无发热？咳嗽吗？有无腹泻？怕冷吗？"回答起来也比较容易。

医生问的多，这说明他关注你的病情，千万不要不耐烦。

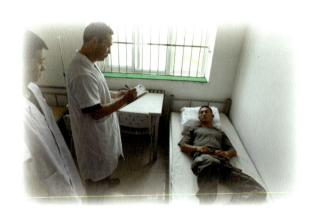

第 5 招：遵从医嘱，不要"点药"

在治疗过程中，战友们应当遵从医嘱，不要带着自己的主观愿望看病，点名要哪几种药，这样很容易误导医生。也不能随意更改医嘱，自行将药物减量、加量，甚至停药。这些行为对疾病康复极其不利，轻则影响疗效，重则有生命危险。

第 6 招：不必什么病都去大医院

去大医院就医，最让患者头痛的是"三长一短"，即候诊、检查、取药等候时间长，与医生交流时间短。并且，一般大医院不设"全科门诊"，因此治疗常见病，大医院并无优势。这里提示战友们，不得盲目追求大医院而忽视就诊程序。

事实上，战友们患病大多也是常见病，而基层卫生机构以诊治常见病见长，往往对这些常见病更了解。因此，战友们应根据自己的病情，首先到卫生队就诊，如果是急诊或者重病，基层军医会进行简单处理，然后转入上级医院或驻地医院。

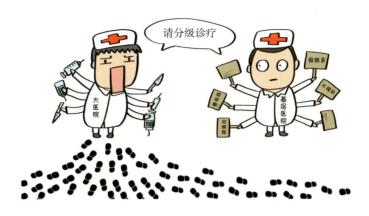

第7招：淡化"专家情节"

战友们要淡化"专家情节"，大可不必什么病都找专家看。

专家门诊经常人满为患，而大家得的大多是常见病和多发病，看普通门诊即可解决问题。如果在治疗过程中遇到疑难问题，再挂专家门诊也不迟。

第8招：不轻信虚假医疗广告

战友们千万不要轻信电视、电台、报刊，甚至电线杆上的医疗广告。尤其是青年官兵大多很关注自身性与生殖的健康状况，又对军医难以启齿，很容易转而轻信那些江湖骗子或者祖传偏方，以致上当受骗。

第9招：学习医学保健知识

作为军人，具备基本的健康素养是提升自己综合实力的重要方面，在日常训练生活中，应尽量多掌握一些科学有效的医学保健知识，利人利己。

《基层官兵自我健康管理指南》就是一个比较好的参考书，希望大家多从本书中汲取有益信息，并转化到日常行动中，养成良好的生活习惯，保持健康的身心，更好地为部队建设服务。

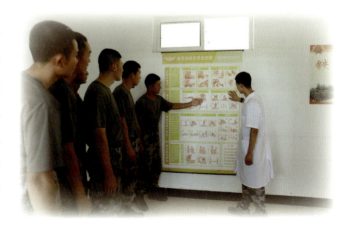

正确认识"泡病号"

"泡病号"是一种不良现象,有些战友为了避免训练,只求舒服安逸,故意拖延治疗时间,长期待在卫生队或者班里,这种现象不仅影响自身健康,更影响广大新兵战友的训练学习热情,应努力克服。

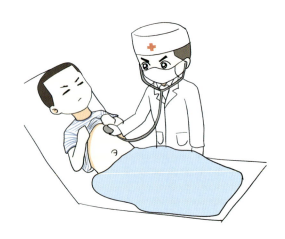

"泡病号"的危害

◆ **有碍于身心健康** "泡病号"可能会出现三类不良后果:一是无病用药会带来毒副作用;二是长期服用抗生素,造成细菌耐药,严重影响今后感染性疾病的治疗;三是每天待在宿舍或病房小环境影响心理健康。

◆ **影响自身锻炼提高** 参军入伍光荣,锻炼自己是大多数新战友的初衷,如将军旅生涯大半泡在病房里,必将无法实现锻炼自我、提高能力素质的目的。

◆ **影响与战友沟通** 战友情谊是人生的一笔无价财富,泡病号不仅会减少与战友亲密沟通交流的时间,同时长期泡病号不愿意承担责任也会让大家对你产生厌烦,甚至鄙视。

◆ **浪费基层卫生资源** 基层卫生资源十分有限,应更多地用到作战和有需要的战友身上,实在不应浪费在泡病号上。

正确认识医学的局限性

医生被称为是"上天赐给人类的礼物"。一个不懂得尊重并感恩医生劳动的患者,是不会懂得生命的尊严和价值的。医患之间,要彼此尊重,才能共赢。医学不是技术的产物,而是情感的产物;行医也不是一种交易,而是一种使命。

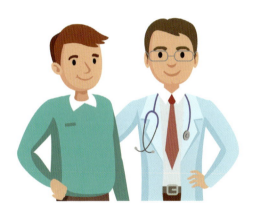

◆ **许多疾病的病因、机制不明**　包括原发性高血压、糖尿病、白血病等,病因十分隐匿,要探明其真正原因很难。即使已知病因,其发病机制尚也不清楚,如已知某些因素可以导致恶性肿瘤,但具体环节还没完全弄清;

◆ **许多检查手段有创伤和风险**　为了确诊,医生进行的检查,如胃镜、支气管镜、腹腔镜等,不仅在过程中会给病人带来痛苦,而且还可能引发出血、感染、脏器穿孔,甚至导致生命危险。

◆ **许多疾病缺乏有效的治疗方法**　一些恶性肿瘤至今仍无治愈良策,大家熟知的高血压、慢性支气管炎、慢性肝炎等,绝大多数治疗只是缓解症状,而不能根本治愈。

◆ **正确理解抢救过程的高风险**　一般送医抢救室就已到十分危重时刻,体质不同、疾病不同在抢救中无法控制,医护人员会尽力抢救,但往往很难挽救生命,战友们要理解医学的不完美,同时努力接受抢救后的结果。

学点自我健康评价方法

个人评估

你是一个有经验的健康消费者吗？

依次阅读下面 16 个题目，每读 1 题后在"自我健康评价答卷"相应题目得分栏写出最能描述你行为的选项得分。然后计算总分来解释你的健康消费技能。

题目：

- 我阅读说明书并且保存。
- 我阅读食品标签上面关于营养含量的信息。
- 条件允许的话，我购物时货比三家，比较价格。
- 我以谨慎的态度阅读健康相关广告。
- 我对于秘方或新的健康设备持怀疑态度。
- 我按照一定的程序进行健康的自我监测。
- 我同多个卫生服务提供者保持了医—患关系。
- 我在接受卫生服务之前咨询服务价格。
- 我有足够的健康保险。
- 我在看医生之前先翻阅权威的健康自我维护的书籍。
- 当我对信息不确定的时候，我会向卫生服务提供者咨询。
- 当我对诊断或治疗有疑问时会咨询他人的意见。
- 我遵循处方药的使用医嘱，包括在整个处方时间段里持续遵循。
- 我在方便的时候会买常用药物。
- 我遵循非处方药的使用方法。
- 我有一个比较全面的保存药品的药盒。

· 自我健康评价答卷 ·

题号		分值			得分
1	1	2	3	4	
2	1	2	3	4	
3	1	2	3	4	
4	1	2	3	4	
5	1	2	3	4	
6	1	2	3	4	
7	1	2	3	4	
8	1	2	3	4	
9	1	2	3	4	
10	1	2	3	4	
11	1	2	3	4	
12	1	2	3	4	
13	1	2	3	4	
14	1	2	3	4	
15	1	2	3	4	
16	1	2	3	4	
		得分合计			

备注：1. 表示：从来不；2. 表示：偶尔；3. 表示：大多数情况；4. 表示：总是

解释：

16～24 分　非常没有经验的健康消费者。

25～40 分　具有一定经验的健康消费者。

41～56 分　具有足够经验的健康消费者。

57～64 分　非常有经验的健康消费者。

电话医疗健康服务

拨打急救电话

需要紧急医疗救助时，应拨打 120 或 999 急救电话进行求助。

电话接通后，要准确报告病人所在的详细地址、主要病情，以便救护人员作好救治准备，并报告呼救者的姓名及电话号码。必要时，呼救者可通过电话接受医生指导，为病人进行紧急救治。

通话后，应保持电话畅通，方便救护人员与呼救者联系。在保证有人看护病人的情况下，最好在住宅门口、交叉路口、显著地标处等候，引导救护车出入，争取抢救时间。

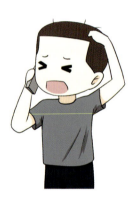

若出现成批伤员或中毒病人，必须报告事故缘由、罹患人员的大致数目，以便急救中心调集救护车辆、报告政府部门及通知各医院救援人员集中到出事地点。

健康咨询

12320 是政府设置的卫生热线，是卫生系统与社会、公众沟通的一条通道，是社会公众举报投诉公共卫生相关问题的一个平台，是向公众传播卫生政策信息和健康防病知识的一个窗口。生活中遇到相关问题，公众可通过 12320 进行咨询或投诉。

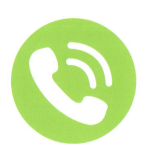

12320

获取健康信息的途径

获取健康信息的途径主要有以下 5 种：

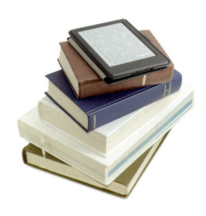

◆ **健康网站**　互联网更新最快，尤其是突然爆发的疾病，最新的信息可以通过互联网查询。

◆ **健康报刊**　报刊信息经过正规、权威编辑的加工，编辑作为"把关人"已经进行过筛选，可信度较高。

◆ **保健书籍**　经过正规、权威出版社的审核及作者认定，内容可信度比较高。知识较系统，方便查找。

◆ **新媒体**　近年，微博、微信、客户端等也成为大众（尤其是年轻人）获取健康信息的新途径。

◆ **部队特有途径**　专门针对部队人群的健康知识，可以通过部队的特有途径获取，如：内部网、书籍、板报、健康教育讲座、传单、折页等。

　工欲善其事，必先利其器；器欲尽其用，必先得其法。

——出自《论语》

如何甄别真伪健康信息

在信息化高速发展的今天，一些不法分子打着"保健"的旗号非法牟利，抓住大众日益增长的保健需求，利用人们求新、求异的心理，通过媒体传播个人臆想，一些标新立异、奇谈怪论、自相矛盾的保健信息层出不穷，严重扰乱了健康保健行业的秩序。这一现象导致大众保健时无所适从，甚至导向错误行为，致使人群健康受到影响。因此，每个人必须掌握一些甄别健康信息的基本原则，以保证获取健康信息的科学性。

从机构性质来判断

判定信息的来源机构是否正规、权威是最简单易行的方法。

◆ 政府机构比较可靠，如国家卫生健康委员会、中央电视台、中央人民广播电台、新华社及人民日报等。

◆ 政府管理的业务机构较为可靠，如中国疾病预防与控制中心、中国健康教育中心等。

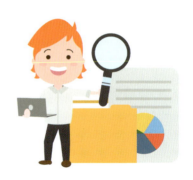

◆ 正规医院的健康信息及教育处方可信。

◆ 国家级权威学术团体信息可信，如中华医学会、中华预防医学会、中国健康促进与教育协会等。

◆ 假冒机构不可信。查资质、批准的上级机构资质。可登录"全国社会组织查询系统"，看看是不是假冒组织。

从信息内容真伪判定

◆ **绝对化的表述不可信** 医学发展的局限性不可能解决出现的所有健康

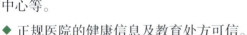

问题，如有"包治百病""绝对见效""100% 治愈"等，基本都不可信。

◆ **热情、诱导性消费不可信**　在非正规场所热情传播健康知识并推销商品者，保健信息多有水分。社区老年人易上当受骗。

◆ **建议"放弃正规治疗"的信息不可信**　如果某一健康信息或产品让你放弃正规医院治疗，此类信息基本不可信。

◆ **保健书籍、新媒体平台作者单位不明、不详者不可信**　书籍、新媒体平台作者应该是具有医学专业背景（来自正规的医疗单位、有学术影响力等）的专家。可通过权威机构官方网站查找认证的作者。

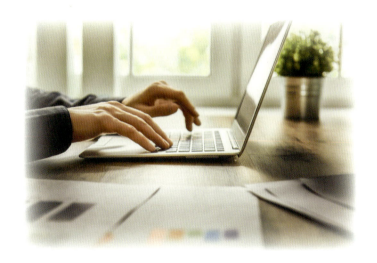

◆ **正规、权威出版社出版的书籍、资料信息可信**　非正规出版社出版的书籍信息需谨慎对待。

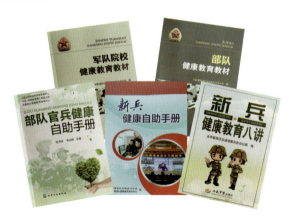

常用健康网站

◆ **中国健康教育网**（http://www.nihe.org.cn/）

该网站由中国健康教育中心主办。对于普通大众来说，推荐使用网站主页右侧的"**国家基本公共卫生服务健康教育信息平台**"栏目。进入平台免费注册用户名和密码即可使用。

◆ **中国疾病预防控制中心官方网站**（http://www.chinacdc.cn/）

该网站由中国疾病预防控制中心主办。"健康主题"栏目提供专业的健康知识，在网页最上端的栏目中，选择"健康知识"栏目即可。网站按照类别将各类健康知识分类供读者查询。

◆ **中国公众健康网**（http://www.chealth.org.cn/）

该网站是公益性、非赢利性的科普健康网站。它由中国科学技术协会组织创办，汇集了国内多个医学相关学会的优秀健康科普资源。网站目前涵盖八大专科知识库、多个科普常识库和科普新闻库。其中，科普常识库涵盖健康饮食、适量运动、心理健康、合理用药、急救知识、健康新观念、母婴保健、预防传染病等内容。

◆ **其他网站**

世界卫生组织网站（中文版）。（http://www.who.int/zh/）

各省、市的疾病预防控制中心网站。

◆ **全军健康教育网**（https://jkjy.tmmu.mtn/）

全军健康教育中心创建的军队健康教育门户网站，挂靠陆军军医大学，军委后保部卫生局主管，服务所有部队。内容包括课件、教材、杂志、视频、动漫、图册等各类军队健康教育资源。

◆ **健康卫士网**

该网站由武警部队后勤部卫生局主管，武警部队健康教育指导中心主办。该网站通过分类收集国内主要健康报纸、杂志的文章，形成知识库，供广大官兵查阅。该网站可以通过武警总部卫生信息网下的链接打开，也可以通过部队内网上的武警后勤学院校园网下方的链接打开。

常见健康报刊

国内主要健康类报刊见下表。

报刊名	主办方	创刊时间
健康报	国家卫生健康委员会	1931 年
健康时报	人民日报社	2000 年
健康文摘报	健康报社	1991 年
大众医学	上海科学技术出版社	1948 年
家庭医生	中山大学	1982 年
健康	北京市疾病预防控制中心	1980 年
健康世界	中华医学会	1993 年
自我保健	上海市医学会	1995 年
健康管理	健康管理杂志社	2010 年
健康促进	复旦大学附属中山医院	2000 年
西域卫生	新疆军区爱国卫生运动委员会	1982 年
军事健康教育	陆军军医大学、全军健康教育中心	1999 年
解放军健康	北部战区疾病预防控制中心	1987 年

注：红色标记的是军事健康科普期刊

保健类书籍及新媒体

保健类书籍属于传统的获取健康信息的途径。选购健康保健类书籍要遵循前述所讲的原则进行选择，一定要看作者、出版社是否正规、权威，确保保健信息的科学性，以防骗子的虚假信息给你的健康造成损害。

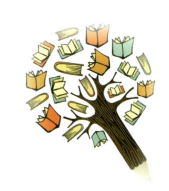

近年来，随着智能手机的普及，人们获取信息的途径也在发生变化，健康类的微博、微信公众号、客户端等新媒体成为了新途径。本章前几节所列的网络、报刊，很多都有自己制作的客户端、微信公众号和微博。经过实名认证且来自权威机构或是知名医院专家的这些新媒体比较靠谱。

需要说明，本章介绍的获取健康信息的途径只能作为医疗环境中决策时的补充信息，当上述信息与医师等医务工作者的建议发生冲突时，请以医务工作者的建议为主。健康信息有时候会更新，请以最新的信息为准。

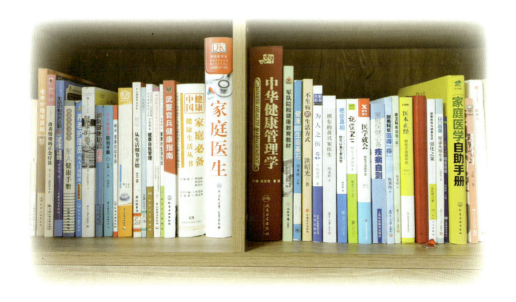

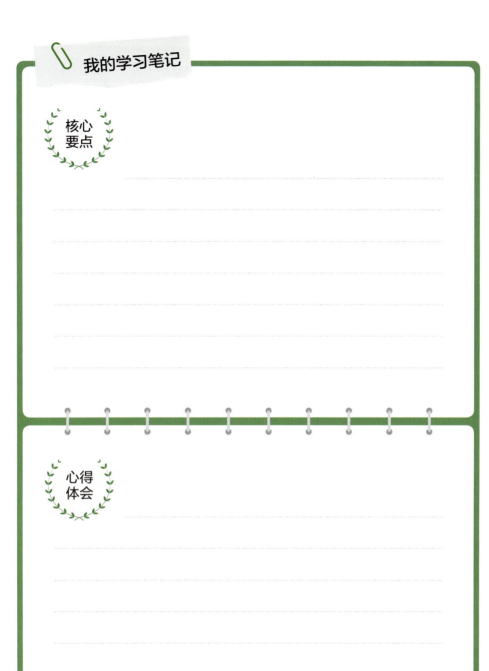

中国军人健康素养 81 条（讨论稿）

一、基本知识和理念

1. 军人健康不仅仅是没有伤病，而是身体、心理和环境适应的良好状态。

2. 军人应有维护自身和他人健康的责任，自我健康管理能够维护和促进健康。

3. 全体官兵都应学习和遵守《内务条令》和部队卫生管理制度。

4. 环境与健康息息相关，保护环境，促进健康。

5. 无偿献血，助人利己。

6. 每个人都应当关爱、帮助、不歧视伤病残人员。

7. 成年人的正常血压为收缩压 ≥ 90mmHg 且 ≤ 140mmHg，舒张压 ≥ 60mmHg 且 ≤ 90mmHg；腋下体温 36℃ ~ 37℃；平静呼吸 16 ~ 20 次 / 分；心率 60 ~ 100 次 / 分。

8. 科学训练可有效预防军事训练伤的发生。

9. 训练中加强自我监督，出现身体不适，应及时报告并采取措施，避免严重后果。

10. 传染病能够在人与人、人与动物之间传播，严重影响部队战斗力。

11. 传染病是可以预防的，发现有疑似传染病的症状，应及时报告。

12. 接种疫苗是预防某些传染病最有效、最经济的措施，应按规定预防接种。

13. 流感、腺病毒感染、流脑、麻疹等是部队常见的呼吸道传染病，应做好个人防护。

14. 艾滋病、乙肝和丙肝通过血液、性接触和母婴三种途径传播，日常生活和工作接触不会传播。

15. 肺结核主要通过病人咳嗽、打喷嚏和大声说话等产生的飞沫传播；出现咳嗽、咳痰 2 周以上，或痰中带血，应及时就诊。

16. 在血吸虫病流行区，应尽量避免接触疫水；执行任务必须接触疫水时，应做好个人防护；接触疫水后，应及时进行检查或接受预防性治疗。

17. 军犬和家养犬、猫应接种兽用狂犬病疫苗；人被犬、猫抓伤、咬伤后，应立即冲洗伤口，并尽快注射抗狂犬病免疫球蛋白（或血清）和人用狂犬病疫苗。

18. 蚊子、苍蝇、老鼠、蟑螂等会传播多种疾病，积极参与"四害"防制。

19. 关注血压变化，控制高血压危险因素，高血压患者要学会自我健康管理。

20. 关注血糖变化，控制糖尿病危险因素，糖尿病患者应加强自我健康管理。

21. 积极参加癌症筛查，及早发现癌症和癌前病变。

22. 关爱女军人健康，积极预防女性常见疾病。

23. 心理状态按健康程度分为心理健康、一般情绪、心理问题和心理障碍。

24. 军人心理健康受个体心理素质和部队生活、工作、训练、任务等多因素的影响。

25. 性心理是一种正常的心理反应，树立健康的性观念，正确面对婚恋问题。

26. 珍爱生命，对自己、家庭、部队和社会负责。

27. 了解工作岗位与环境中存在的危害因素，遵守操作规程，注意个人防护，避免职业伤害。

28. 野外执行任务时，加强个人防护，预防媒介昆虫和有害动、植物的危害。

二、健康生活方式与行为

29. 健康生活方式主要包括合理膳食、适量运动、戒烟限酒、心理平衡四个方面。

30. 劳逸结合，保证充足睡眠。

31. 勤洗手、勤剪指甲、勤洗澡、勤理发、勤换洗衣物、勤晒被褥、早晚刷牙、饭后漱口，不共用毛巾和洗漱用品。

32. 根据天气变化和空气质量，适时开窗通风，保持室内空气流通。

33. 不在公共场所吸烟、吐痰，咳嗽、打喷嚏时遮掩口鼻。

34. 不乱扔果皮、纸屑和杂物，定时清扫室内外卫生和厕所，不随地大小便，保持营区卫生。

35. 保持正常体重，避免超重与肥胖。

36. 不挑食、不偏食、少吃零食；允许的情况下，适当放慢进食速度。

37. 膳食应以谷类为主，多吃蔬菜、水果和薯类，注意荤素、粗细搭配。

38. 提倡每天食用奶类、豆类及其制品。

39. 膳食要清淡，要少油、少盐、少糖，合理食用碘盐。

40. 科学饮水，讲究饮水卫生，不喝生水。

41. 不吃病死禽畜，不吃不洁净的食物，不吃超过保质期和有毒有害的食品，预防食源性疾病和食物中毒。

42. 吸烟和二手烟暴露会导致癌症、心血管疾病、呼吸系统疾病等多种疾病。

43. 不吸烟，任何年龄戒烟均可获益，戒烟越早越好。

44. 酗酒有害健康。

45. 遵医嘱使用镇静催眠药和镇痛药等成瘾性药物，预防药物依赖。

46. 拒绝毒品。

47. 重视和维护心理健康，遇到心理问题时应主动寻求帮助。

48. 适应军人角色和部队生活，建立良好的人际关系。

49. 正确面对成长和进步，客观认识和对待荣誉得失。

50. 戴头盔、系安全带，不超速、不酒驾、不疲劳驾驶，减少道路交通伤害。

51. 冬季取暖注意通风，谨防煤气中毒。

52. 定期进行健康体检。

53. 主动接受婚前检查。

54. 科学就医，有病及时报告和就诊，遵医嘱治疗，理性对待诊疗结果。

55. 合理用药，能口服不肌注，能肌注不输液，在医生指导下使用抗生素。

56. 不要私自下水，预防溺水。

三、基本技能

57. 关注健康信息，能够获取、理解、甄别、应用健康信息。

58. 能看懂食品、药品、保健品的标签和说明书。

59. 会识别常见的危险标志，如高压、易燃、易爆、剧毒、放射性、生物安全等。

60. 会测量脉搏和腋下体温。

61. 会正确使用安全套，减少感染艾滋病、性病的危险，防止意外怀孕。

62. 掌握有效的心理调节途径和方法，提升心理健康水平。

63. 寻求紧急医疗救助时拨打120，寻求健康咨询服务时拨打12320。

64. 掌握止血、包扎、固定、搬运、通气五大战救技术。

65. 遇到呼吸、心搏骤停的伤病员，会进行心肺复苏。

66. 发生扭伤、挫伤和拉伤等软组织损伤时，视情进行先冷敷、后热敷、抬高患肢等处理；如有开放性损伤，立即止血，防止污染，及时就医。

67. 会识别和简单处理骨及关节损伤，对怀疑骨折的伤员不轻易搬动、不在现场复位。

68. 出现训练性腹痛时，及时调整呼吸和运动强度，如疼痛无缓解或加剧，应立即停止训练，及时就医。

69. 高强度训练中出现心慌、四肢无力、头晕等症状时，应报告并停止训练；高强度训练后不要立即停止运动，预防晕厥。

70. 高温高湿环境中出现头晕、面色潮红、皮肤干热等中暑先兆症状时，应及时脱离高温环境，补充淡盐水。

71. 寒冷环境中做好手足、鼻、耳郭、面颊等部位的保暖；发生冻伤后，应尽快脱离寒冷环境并采取正确复温措施。

72. 雷雨季节，要预防室内和室外雷击；在确保自身安全的情况下，对呼吸和心跳停止的雷击伤员进行心肺复苏，同时寻求医疗救助。

73. 发生核化生事件时，在专业人员的指导下，做好个人防护，科学处置。

74. 进驻高原时，采取预防措施，减轻高原反应，预防高原病的发生。

75. 发生洪涝灾害时，选择正确避灾方式，开展自救互救。

76. 注意足部卫生，穿透气鞋袜，预防足癣；勤换洗内裤，保持裆部清洁与干燥，预防皮炎和股癣；患病后，不要搔抓患处，及时就医。

77. 发生脚泡时，对脚泡进行消毒并穿刺引流，不要剪去泡皮，以防感染。

78. 发生腿部抽筋时，伸直膝关节、扳脚板，并按摩抽筋部位。

79. 抢救触电者时，要首先切断电源，不要直接接触触电者。

80. 发生火灾时，用湿毛巾捂住口鼻、低姿逃生；拨打火警电话119。

81. 发生地震时，选择正确避灾方式，灾后立即开展自救互救。

我的学习笔记

我的学习笔记

我的学习笔记